Silicium

Heilung durch Ursubstanz

Ein lebensnotwendiges Mineral
Eine Verjüngungskur ohnegleichen
Für strahlende Gesundheit und Regeneration

Klaus Kaufmann

Ökotrophologe ***Alive – Academy of Nutrition***

Vorwort von Dr. med. Zoltan P. Rona, M.Sc.

Silicium

Heilung durch Ursubstanz

Silicium

Heilung durch Ursubstanz

Ein lebensnotwendiges Mineral
Eine Verjüngungskur ohnegleichen
Für strahlende Gesundheit und Regeneration

Klaus Kaufmann

Vorwort von Dr. med. Zoltan P. Rona, M.Sc.

Herausgeber: Helfer Verlag, E. Schwabe GmbH
Postfach 1645, D-61286 Bad Homburg

Herausgeber der englischen Ausgabe
Alive Books Burnaby, BC, Kanada V5H 3X1
unter dem Titel: Silica – The Amazing Gel

Vorderes Umschlagfoto: Dieter Kenz
Rückseitenumschlagfoto: Siegfried Gursche
Setzen/Anordnung: Druckhaus Dierichs Akzidenz

Deckblattentwurf: D. Kenz

Erstdruck - Januar 1993 (Englisch)
Deutscher Erstdruck – Januar 1997

Deutsches Katalogisieren in Veröffentlichungsdaten

Kaufmann, Klaus 1942 –
Silicium – Heilung durch Ursubstanz

ISBN 3-87323-049-6 [Taschenbuch]

1. Silicium-Metabolismus.2. Gesundheit
   I. Titel. II. Autor

Gedruckt und gebunden in Deutschland auf säurefreiem wiederverwertetem Papier *an*

Gerda von Känel

die mich glauben lehrte

und die Liebe zur Wissenschaft

in mir weckte

Dieses Buch dient lediglich der Information und soll nicht als Ersatz für eine Konsultation durch einen ordnungsgemäß anerkannten Humanmediziner betrachtet werden. Jeder Versuch eine Krankheit zu behandeln sollte die Richtlinien eines diagnostizierenden Arztes befolgen. Der Autor ist kein Humanmediziner und erteilt weder medizinischen Rat, noch erstellt er Diagnosen oder verschreibt Heilmittel für spezielle medizinische Zwecke. Außerdem stellt er keinen Ersatz für eine medizinische Konsultation bereit.

ANERKENNUNG

Die Engländer sagen: *No man is an island*! Mein herzlicher Dank geht an alle, die zu dieser Arbeit beigetragen haben, insbesondere an die vielen Autoren und Forscher, auf deren Werken sich diese Arbeit aufbaut. Mein ganz spezieller Dank ist den vielen Lesern des ersten Bandes, ***Silica – The Forgotten Nutrient***, bestimmt, der Probleme über den therapeutischen Unterschied zwischen der Kieselsäure aus dem Schachtelhalm und dem Mineral Silicium behandelte. Die suchenden Leserkommentare veranlaßten diese Antwort. Ich widme alle meine Befunde meinen Lesern. Ich danke meinen Herausgebern, Siegfried Gursche und Klaus Schwabe für ihre Bemühungen. Schließlich gilt mein ganz besonderer Dank meiner Lebenspartnerin Gabriele, die mich mit gesunden Getränken und Essen versorgt wenn ich im Studium vertieft bin, oder in die Tiefen meines Bildschirmes starre und die meinen Theorien immer begeistert zuhört. Gabriele beklagte sich nie über die langen Nächte, die ich in meinem Arbeitsraum für die Vollendung dieser Arbeit verbrachte.

INHALTSVERZEICHNIS

VORWORT

Lassen Sie mich Ihnen die schlechten Nachrichten zuerst mitteilen: Der menschliche Körper ist eine Sauerstoff/Kohlenstoff-Stoffwechselvorrichtung, die am Ende ihrer Entwicklung angelangt ist. Als Gattungsart leben wir auf einem Planeten der überbevölkert ist, der fast hoffnungslos verschmutzt ist, und hungern da nach Sauerstoff. Es war vor weniger als einhundert Jahren, daß die Luft auf diesem Planeten noch zu fast vierzig Prozent aus Sauerstoff bestand. Im letzten Jahrzehnt des 20. Jahrhunderts ist dieser Wert auf ungefähr zwanzig Prozent abgesackt. Der Verfall der Ozonschicht ist in Wahrheit das Resultat zu niedriger Sauerstoffkonzentrationen und nicht eigentlich eine Ozonzerstörung. Schließlich wird Ozon in der Natur aus Sauerstoff hergestellt. Kein Sauerstoff, kein überlagerndes Ozon.

Es gibt immer weniger unverpestete Luft, unverpestetes Wasser und unverpestete Lebensmittel. Als Gattungsart essen wir immer noch viel zu viele tierische Produkte die mit Antibiotika, männlichen und weiblichen Hormonen, krebserregenden Chemikalien und tödlichen, antibiotika-widerstandsfähigen Mikroben belastet sind. Grundhygiene und natürliche Gesundheitslehre für die Massen stecken noch in den Kinderschuhen. Einige der offensichtlicheren Effekte davon sind Krebs und AIDS als pandemische Seuchen und die ständig ansteigende Zahl von Menschen, die an Erkrankungen wie chronischem Ermüdungssyndrom, Gesamtallergie, und einer langen Liste anderer Immunsystemprobleme leiden.

Konservative Wissenschaftler schätzen, daß einer von drei Menschen in Nordamerika im Laufe seines Lebens Krebs bekommen wird. Der große Einfall von Krebs ist nicht direkt dem Zigarettenrauchen zuzuschreiben, sondern chemischer Verschmutzung und dem niedrigen Sauerstoffgehalt der Luft, die wir atmen. Wir schreiben 1996 und die Schulmedizin verschwendet kostbare Zeit HIV-Infizierung weiterhin mit einem Arsenal gefährlicher und unwirksamer antiviraler Drogen zu behandeln. Bis zum Jahr 2000 werden über 120 Millionen neuer Fälle von HIV-Übertragung erwartet. Die Drogen werden wahrscheinlich die gleiche Wirkung auf HIV haben, wie die Fiedel sie für Nero hatte, als Rom bis zum Erdboden niederbrannte.

Das chronische Ermüdungssyndrom befällt jetzt schon ungefähr fünfzehn Prozent der nordamerikanischen Bevölkerung. Bis zum Jahr 2000 kann sich das leicht verdreifachen. Jedes Gesundheitsfürsorgesystem der Welt findet es tagtäglich schwieriger, wenn nicht gar unmöglich, auch nur einfache „Heftpflaster“ der wachsenden Zahl von Menschen zuteil werden zu lassen, die an degenerativen Krankheiten leiden, die durch Diät, Lebensstil und Umwelt verursacht werden. Krankenversicherung ist schon deswegen ein Ammenmärchen, weil sie keinerlei direkte Verbesserung der Gesundheit erbringt.

Jetzt die guten Nachrichten: Indem sich der Homo sapiens zu einem anderen Typ entwickelt, der fit genug ist dem Umweltdruck des 21. Jahrhunderts standzuhalten, wird er die Hilfe von Antioxidanzien und Schutznährstoffen benötigen. Ohne den Schutz einer Oxidationsbremse, die Blutspiegel und Gewebeniveaus reich mit Vitamin A, Betakarotin, Vitamin C, E, Selen, Zink, Silicium und anderen Antioxidanzien versorgt, kann der fragile menschliche Sauerstoff/Kohlenstoff-Mechanismus im 21. Jahrhundert nicht überleben.

Nach Lektüre der letzten Klaus Kaufmann-Meisterleistung bin ich überzeugt, daß das wichtigste all dieser Antioxidanzien das Silicium ist. Warum? Die Antwort ist einfach. Obwohl unsere organische Chemie auf dem Kohlenstoffatom begründet ist, könnte sie ebensogut auf Silicium begründet sein. Wie Sie in diesem bestens recherchierten Buch lesen werden, kann dieser Endschritt im „Finale“ der menschlichen Entwicklung schon unabänderlich besiegelt sein. Kohlenstoff/Sauerstoff ersetzt durch Silicium/Sauerstoff? Ja, es kann wahrhaftig dazu kommen.

Es ist eine unbestrittene Tatsache, daß die Blutgefäße und andere Gewebe gesunder Menschen größere Mengen Silicium enthalten, als die von Menschen die an degenerativen Krankheiten leiden. Wird durch einen Prozeß natürlicher Auslese ein neuer Typ von Mensch ins Leben gerufen, der als ein Silicium/Sauerstofforganismus funktioniert? Die Wissenschaft deutet an, daß dies im Bereich des Möglichen ist.

Gesunde Menschen erleiden keine Ansteckung durch Viren, chronischer Ermüdungserscheinung (was auch immer für ein Virus oder Syndrom sich letztendlich dafür entpuppt) und allgemein nicht krankheitserregenden Sproßpilzen wie Candida albicans. Obwohl keiner garantieren kann, daß alle degenerativen Erkrankungen und Immunitätskrankheiten mit einer täglichen Zufuhr von Silicium verhindert werden können, überzeugt uns Klaus Kaufmann, daß deren Chancen zweifellos besser sind, die das tun.

Neben dem Einsatz von Silicium für Langlebigkeit und Krankheitsverhinderung, detailliert Kaufmann die vielen therapeutischen Anwendungen von Silicium auf verständliche Weise. Einige der Krankenfälle, die er beschreibt, unterstreichen die Vielseitigkeit dieses lebensnotwendigen Minerals mit dem immer noch zu geringen Bekanntheitsgrad. Brüchige Nägel, Haarausfall, Osteoporose, degenerative Bandscheibenschäden, koronare Arterienverkalkung, Krebs, Zuckerkrankheit, Alterssyndrom, Gastritis, Geschwüre, Infektionsanfälligkeit, Hauterkrankungen und eine lange Liste anderer Gesundheitsprobleme reagieren vorzüglich auf hohen Dosen von Silicium.

Dr. med. Zoltan P. Rona, MSc,
Offizieller Ratgeber von ***Alive*** – *Canadian Journal of Health & Nutrition*
und ***Alive – Academy of Nutrition***, Toronto, Ontario, Kanada
und Autor von *The Joy of Health*

„Ich werde wohl nicht mehr selbst erleben, die Wichtigkeit zu bezeugen, welche die kolloidale Chemie des Siliciums in der nicht allzu fernen Zukunft spielen wird. Die kolloidale Chemie von Stoffen, die Silicium als ihr Hauptbestandteil enthalten, wird ein ernster Konkurrent zur organischen Chemie so wie sie jetzt definiert ist werden, und verdient deswegen weit mehr Aufmerksamkeit als sie es momentan erhält."

Rudolf Wegscheider, Ph.D.
Leiter des Ersten Chemischen Institutes
der Universität von Wien, Österreich
Oktober 1919

EINLEITUNG

Die Geheimnisse der Gesunderhaltung und der therapeutischen Wirkung von Silicium in einer Feinstverteilung in gelartiger Zubereitung, *Silicium*, dieses einzigartigen Minerals, sind das Thema dieses Buches. Obwohl Silicium von der Natur schon vor Billionen von Jahren gebildet wurde, erfuhren wir erst innerhalb der letzten paar Jahre (und erfahren immer mehr!), daß Silicium als Schlüsselelement der Kieselsäure nicht nur wirklich lebenswichtig ist, sondern essentiell ist für den Aufbau und das Aufrechterhalten jedes auf Erden *lebenden* Organismus. Umfangreiche wissenschaftliche Forschungen, die vor allem in den USA, Deutschland und der ehemaligen UdSSR durchgeführt wurden, haben Silicium als grundlegenden Schlüssel der Verhinderung von Krankheiten und zur Pflege der Gesundheit vielfach bestätigt. Aber viel erstaunlicher ist die entscheidende Rolle, die Silicium in der Gerontologie und somit in der Verhinderung vorzeitigen Alterns spielt.

Im Herbst 1990 hatte ich die wirklich allergrößte Freude, Freiexemplare meines Buches über den Schachtelhalm, ***Silica – The Forgotten Nutrient*** zu widmen. Ich saß dazu gemütlich im Kongreßzentrum des Empress Hotels im sonnigen Victoria in Britisch Kolumbien, Kanada. Zwischen dem Geplauder meiner Bücherfreunde hatte ich hier und da Muße andere Messestände zu besichtigen. Meine Augen fielen dann auch auf etwas, das genau gegenüber ausgestellt war. Es handelte sich um ein neues, geruchloses und geruch-adsorbierendes Fußpuder. Der mitteilsame Aussteller, der mein Interesse bemerkte, informierte mich augenblicklich, daß sein Fußpuder bakterielle Moleküle auffängt und auf diese Weise unangenehmen Fußgeruch sofort beseitigt. In vertraulicherem Ton fügte er hinzu: „Es ist eigentlich nichts anderes als Kieselsäure in verpulverter Form. Ohne irgendwelche Zusatzmittel“, betonte er stolz. „Es ist somit vollständig ungiftig und auch noch umweltfreundlich.“

Seine Äußerungen erinnerten mich, daß ich noch keine Zeit gefunden hatte, die Kieselsäure, bzw. das darin enthaltene Silicium für Gesundheitszwecke zu erforschen, obwohl ich mir vorgenommen hatte es wegen der nahrungsverbundenen Wichtigkeit dieses Minerals und der Verbindung zum vor mir liegenden Buch über den Schachtelhalm irgendwie in meinen hektischen Zeitplan einzufügen. Konnte er meine Gedanken lesen? Jedenfalls drang der Aussteller in meine Überlegungen ein: „Sie wissen, daß Sie dieses Pulver sogar *essen* könnten und dann alle Arten von Unpäßlichkeiten ausmerzen könnten, und nicht nur den Fußgeruch.“ Ich mußte schmunzeln. Wenn vielleicht Tiere wie Hühner oder Hunde rohe Kieselsäure verdauen, aber wir Menschen? „Selbst wenn er sein Kieselpulver selbst essen würde, könnte es von seinem Metabolismus nicht verdaut werde“, entgegnete ich ihm und fügte hinzu: „Kieselsteine, selbst wenn feinst gemahlen, sind kaum eßbar und können vom menschlichen Körper nicht verdaut und deswegen wohl kaum aufgenommen werden.“ Aber ich sollte mich noch wundern!

Seine Worte bewegten im selben Moment etwas in mir. Ich wollte es wissen. Sofort nach Rückkehr aus Victoria nahm ich die Übersetzung einer medizinischen Studie in Angriff, die für ein Produkt erstellt war, das wohl von Silicium im Urstoff abstammte. Ich hatte diese Studie in meinem ersten Buch über Silikate kurz erwähnt. Ich ließ sie aus, weil es bei meinem Buch über den Schachtelhalm nicht direkt zum Thema paßte. Ich hatte aber inzwischen doch so viele Anfragen vorliegen, die Feldstudie zu veröffentlichen.

Diese Studie bildet nunmehr den Großteil von Kapitel Sieben im vorliegenden Werk. Die auf konkrete Fälle bezogenen Heilerfolge bezeugen die therapeutische Wirksamkeit von Silicium so eindrücklich und so unmittelbar, daß ich selbst überzeugt wurde. Die Beziehung der Studie zu wirklichen Personen überzeugen mehr als alle Technologie, daß Silicium natürliche Heilkräfte im Körper aktiviert. Die wiedergegebene Studie reflektiert auch die Allgemeinrichtung aller anderen mir vorliegenden Felduntersuchungen über das Silicium in der Krankenbehandlung und Vorbeugung am besten. Zudem ist die Gesundungsrate mit Silicium bei allen empirischen Erhebungen, also auch in allen Felduntersuchungen, immer bemerkenswert gleich, so daß eine gute Studie alle Zwecke voll erfüllt. Einen Überblick der anderen Untersuchungen über Silicium habe ich interessehalber trotzdem ausgearbeitet und beigefügt. Der Überblick steht am Anfang von Kapitel Sieben – **Die Heilung von 73 in 72**.

Die vorliegende schriftliche Bearbeitung von Silicium als Urgel, auch Kieselgel genannt, vervollständigt meine Erforschungen von Silicium als Nährstoff. Da ich chemische Formeln im weiteren Verlauf dieses Buches nach Möglichkeit vermeide, um den Text leichter verständlich zu gestalten, werden einige Erklärungen der Fachausdrücke hier zu Anfang spätere Doppeldeutigkeiten verhindern.

Mehrere Ausdrücke, die sich alle auf das Element Silicium beziehen, sind im allgemeinem Sprachgebrauch und implizieren „Säure“. Dazu muß man verstehen, daß Silicium eine riesengroße Anziehungskraft auf das „säuernde Element“, also auf Sauerstoff hat und sich fast immer und ganz natürlich mit Sauerstoff verbindet. Somit ist die gewöhnlichste Zusammensetzung von Silicium ein Oxyd. Es besteht in höchster und in beliebtester Form im Quarzkristall, in der Silicium (mit je einem Atom = Si) an je zwei Sauerstoffatome (= O) gebunden ist. Das gibt ein Molekül von drei Atomen. Diese der Natur entsprechende Dreierzusammensetzung von Silicium und Sauerstoff ist in der Chemie als *Silicium(IV)-oxid* bekannt, wird aber einfach *Siliciumdioxid* genannt, nämlich das vorgehend erwähnte Oxyd von Silicium. Silicium in dieser Form hat die chemische Formel SiO_2. Es kommt auf der Erde nie alleine, also als Si vor! Nur die Sonne (und vielleicht der menschliche Körper!?) hat die Kraft Silicium pur atomar und somit ungebunden zu halten.

Organisch verwertbare Kieselsäure vom Schachtelhalm und das gallertartige Silicium, Kieselgel (H_4SiO_4), sind beides Diätformen, in der essentielles, elementares Silicium als Mineralzusatz für den menschlichen Organismus verfügbar gemacht wird. Nach

Verarbeitung des Rohmaterials vom Schachtelhalm besteht organische, vegetative Kieselsäure zwar hauptsächlich (aber nicht nur!) aus SiO_2. Andererseits wird der essentielle Nährstoff *Silicium* nur mit SiO_2 (und Wasserstoff) gebildet. Dieser wichtige Unterschied wird in diesem Buch erfaßt.

Das von mir erfaßte Silicium stammt von reinstem Quarzkristall. Es kommt von tief unten aus der Erde und wird aus extra tiefgeschürften Quarzadern im Steinbruch gewonnen, um absolute Reinheit zu gewährleisten. Es hat daher eine ganz besondere, einzigartige Reinheit. In feinstverteilter Komposition, mit Wasserstoff (H) verbunden, ermöglicht dieses *gelierte* Silicium die Umwandlung im menschlichen Verdauungskanal auf einzigartige Weise und in bester Ursprünglichkeit. Im weiteren Text nenne ich es *Silicium*, einmal der Einfachheit halber, zum anderen, weil der gesundheitlich wichtige und essentielle Teil (Si) eben reinstes Silicium ist. Die begleitenden Sauerstoffatome (O_2) und Wasserstoffatome (H_4) werden im Körper abgebaut und zwar auch metabolisch verwertet, aber sie sind nicht das Einzigartige, sondern die Siliciumatome sind das Besondere. In Nordamerika ist dieses spezielle gesundheitsfördernde Silicium durch die ursprünglich englische Version dieses Werks als *Silica Gel* bekannt.

Obwohl viel von unserem aktuellen Wissen über Silicium aus Deutschland stammt, wurde die wissenschaftliche Terminologie von Silicium 1955 von Ernst A. Hauser, Ph.D., Sc.D., Professor der Kolloidchemie an der Technischen Universität von Massachusetts abgegrenzt. Hauser kennzeichnete die kolloidale Siliciumsäure (H_4SiO_4) als eine Flüssigkeitsmischung, die hydriertes Silicium, d.h. Siliciumdioxid enthält, das mit Wasserstoff und/oder Wassermolekülen verbunden ist. Ich möchte auch meinen Lesern klarmachen, daß der Ausdruck „Silicium", wie hier benutzt, sich ganz und gar nicht auf gewöhnliches Kieselgel bzw. Kieselsäuregel bezieht. Damit ist fabrikmäßige (nicht gesundheitsfördernde) Industriekieselsäure gemeint. Hierbei handelt es sich um eine gehärtete, getrocknete, industrielle, entwässerte Kieselsäure, die von der chemischen Industrie als ein trocknender Stoff für Gase und organische Lösungsmittel verwendet wird.

Ich will es genau abgrenzen: Im Zusammenhang mit dieser Arbeit kennzeichnet der Ausdruck „Silicium" eine diätetische kolloidale Zubereitung aus Silicium in aktiver, feinstverteilter Form in naturreinem Wasser in der Form eines Gels. Die technisch faszinierenden Schritte vom Quarzkristall zum Siliciumgel werden im zweiten Kapitel, **Der Himmel ist ein Kolloid**, ausführlich beschrieben. Die kolloidale Beschaffenheit entschlüsselt, warum diätetisches Silicium das Immunsystem in einem solch hohen Grade steigern kann, daß es sogar Hoffnung bringt für Menschen, die an den neuen, scheinbar unheilbaren Mangelkrankheiten leiden, die heutzutage die Leserspalten der Zeitschriften füllen.

Das so vielseitige Silicium bietet nicht nur Therapie von innen und gleichzeitig von außen an. Es spielt auch eine immer größere Rolle in der täglichen Ernährung, wegen des zunehmend prekären Gleichgewichts mit dem wir alle versuchen unsere Körper aufrechtzuerhalten, um fortgesetzt Gesundheit zu sichern und Krankheiten vorzubeugen und das vor einem Hintergrund sich ständig verschlechternder Umwelteinflüsse. So ist es relevant, daß Silicium auch für die Produktion und die Erneuerung des lebensnotwendigen Atems essentiell ist, nämlich den Sauerstoff, den wir jede Sekunde unseres Lebens brauchen. Es kommt noch besser: Silicium war vonnöten beim Schöpfungsakt, dem allerersten Schritt, der die Entwicklung allen Lebens auf unserem Planeten erst ermöglichte.

Obwohl dieses Buch alle Gesundheitsanwendungen von Silicium enthält die mir bekannt sind, werden meine werten Leser zweifellos mittels ihrer eigenen erfinderischen Phantasie neue, wirksame, gesundheitsfördernde Zwecke für Silicium entdecken. Doch vorerst lade ich jetzt alle Leser ein, mich auf einer ganz persönlichen und innervierenden Reise zu begleiten. Die Suche nach dem Ursprung dieser einzigartigen Ursubstanz bringt mich zurück in mein geliebtes Kinderland und Jugendparadies.

„Jedes geheime Wissen der Natur,
ohne wissenschaftliche Durchleuchtung
und empirische Gültigkeitserklärung,
degeneriert am Ende in Aberglauben,
Vorurteil, und geistige Dunkelheit."

Christoph Wilhelm Hufeland

KAPITEL EINS

Ursprünge eines flexiblen Minerals

Das Geheimnis im Weißen Sand

Ich verbrachte einen guten Teil meiner Kindheit und Jugend damit, die puren, weißen Sandgebiete der Lüneburger Heide auszukundschaften. Auf der Suche nach kleinen Tieren, die ich meinem Terrarium hinzufügen konnte, kam ich oft hierher. Hier fing ich meine erste Schlange!

Die Heide umgibt meine Geburtsstadt Hannover von allen Seiten. Die oft so stille, scheinbar bewegungslose Heide ist eine geisterhafte, einsame und oft neblige Tiefebene, die einen Großteil vom Land Niedersachsen ausmacht. Der ganze Landstrich ist so flach und so dicht am und sogar unter dem Meeresspiegel, daß in den Fünfziger Jahren große Strecken davon überschwemmt wurden, als ein gewaltiger Orkan die Deiche der Nordsee zerwühlte und das Wasser des Atlantischen Ozeans auf die Heide flutete. Ich schrieb damals ein Gedicht über diese in der Erinnerung lebendige Katastrophe.

Als ich noch ein Bub war, glaubte ich, die weißen Sandfelder meiner Heimat seien die Ableger und Ausläufer der schönen weißen Sanddünen, welche die der Nordseeküste vorgelagerten Ostfriesischen Inseln zieren. Vielleicht nicht ganz zu Unrecht. Vom angrenzenden Wattenmeer aus erweitert sich die Sumpfebene in das einsame Hinterland der Lüneburger Heide.

So auf Anhieb kann man es nicht sehen, (ich jedenfalls konnte es damals noch nicht!), aber dieser weiße Sand der Heide ist das natürliche Rohmaterial für das heilbringende Silicium, das, wie wir zusammen entdecken werden, mannigfaltige Unpäßlichkeiten so positiv beeinflussen kann – von ganz leichten Hautausschlägen bis hin zur furchtbarsten Killerkrankheit, der Arteriosklerose, an deren Folgen immer noch die meisten Menschen sterben.

Lebensnotwendige Körperfunktionen des Siliciums

Es paßt eigentlich sehr gut, daß die Elemente mit dem größten Vorkommen auf Erden auch einige der lebenswichtigsten Aufgaben innerhalb des menschlichen Körpers erfüllen. Diese Elemente sind Silicium und Sauerstoff. Zusammen bilden sie die Siliciumsäure. Den Austauschvorgang von Sauerstoff im menschlichen Körper zu verstehen, ist eigentlich genauso einfach wie *einatmen* und *ausatmen.* Sauerstoff ist im lebenden Menschenkörper in großen Mengen vorhanden. Andererseits ist das nach dem Sauerstoff am zweitmeisten vorherrschende Element auf Erden, Silicium, im menschlichen Körper nur noch als Spurenelement vorhanden. Es kommt auf durchschnittlich nur 15 Mikrogramm pro 100 ml unserer Körperflüssigkeit. Warum mag das wohl sein? Ist es, weil das Mineral eigentlich unwichtig ist – oder ist es ganz besonders wertvoll, so wie ein Diamant, der ja auch selten ist.

Ein Grund für die geringe Präsenz im Körper könnte ja sein, daß Silikate, die Zusammensetzungen von Silicium und Sauerstoff sind, allgemein ziemlich unlöslich sind. Das erklärt immerhin, warum wir trotz eines allgemeingültigen Überangebotes an Silicium auf Erden nicht viel davon in uns aufnehmen. Aber Forschungen, durchgeführt von Dr. Edith Muriel Carlisle, Professor für Gesundheitswesen an der Universität von Kalifornien[1] (UCLA) et al., zeigen, daß Silicium an äußerst wichtigen, stoffwechselwirksamen wie auch strukturellen Vorgängen im Stoffwechsel von Menschen und auch höheren Tieren beteiligt ist. Wie ich noch beweisen werde, zeigen ihre 1972 durchgeführten Untersuchungen Silicium als ein ***essentielles*** Element im Körper, genauso lebensnotwendig wie z.B. Vitamin C!

Ein Element muß einen reproduzierbaren Effekt auf einen lebensnotwendigen Vorgang in einem lebenden Körper ausüben, der ohne dieses Element nicht ablaufen kann, um sich für die Bezeichnung „essentiell“ zu qualifizieren. Das Element Silicium besorgt körperessentielle Vorgänge, die nur bei Anwesenheit von Silicium im Körper vorgehen können. Diese Vorgänge setzen aus, sobald Silicium entzogen wird. Diese Vorgänge werden wiederhergestellt, sobald Silicium dem Körper wieder zugefügt wird. Derartig durchgeführte reproduzierbare Geschehen „in vitro“ und „in vivo“ erstellen den wissenschaftlichen Beweis, daß Silicium ein *essentielles*, also lebensnotwendiges Element ist!

Mittels vieler solcher *in vitro (im Labor)* und *in vivo (in Lebewesen)* Tests bestätigte Carlisle et al., Silicium[i] als ein essentielles, lebensnotwendiges Element. In einer Unterhaltung erzählte sie mir, daß die Wissenschaft so besonders lange brauchte ehe sie Silicium als wesentlich identifizieren konnte, weil es nur in so kleinen Mengen im Blut und Gewebe vorhanden ist. Zudem war die ältere Siliciumforschung problematisch durch die Tatsache, daß Silicium immer „in vitro“ studiert wurde und man dazu ganz „unschuldig“ – wie noch immer im Labor üblich – Glasphiolen benutzte. Wie es so geht, besteht Glas natürlich hauptsächlich aus Silicium, so daß die Forschungsergebnisse immer entstellt wurden. Diese Problematik wurde von Carlisle et al., überwunden, indem man auf Laboranlagen überging, die keinerlei Glas, also kein Silicium, enthielten. Gut. Aber warum ist Silicium essentiell?

Ein kleiner Countdown der wichtigsten Aufgaben des Siliciums im menschlichen Körper enthüllt, daß es

- □ den Zellstoffwechsel und den Zellaufbau aktiviert.
- □ den Alterungsprozeß in Geweben hemmt. Die Gewebe jüngerer Menschen zeigen immer einen höheren Gehalt an Silicium. Ohne Unterstützung durch Ergänzungsmaßnahmen verringert sich mit der Zeit der Siliciumgehalt im Körper. Dieser im Alter stark ansteigende Verlust an Silicium wurde durch Tests bestätigt, bei denen das Gewebe der menschlichen Hauptschlagader (Aorta) untersucht wurde.
- □ wichtig ist für die Struktur und auch die Funktion des gesamten Bindegewebes. Siliciummangel führt zur Schwächung des Bindegewebes.
- □ die Elastizität und die Festigkeit der Blutgefäße erhöht. Dadurch werden Risiken, die zu Arteriosklerose führen, verringert. So wie das elastische Bindegewebe der Arterien sich verjüngt (der Einfluß von Silicium macht Arterien elastisch), verschwinden die arteriosklerotischen Bruchstellen in den Wänden der Arterien. Selbst winzige Einbrüche in mürbe gewordenen, also nicht elastischen Arterien begünstigen die Ablagerung von Elementen wie Kalzium, was schließlich zur Arterienverkalkung führt, oder Fettablagerungen wie Cholesterin, was zur Sklerose führt.
- □ entzündungshemmend, desinfizierend, absorbierend und geruchsbindend ist.
- □ das Immunsystem anregt, welches dann dem Körper hilft, Eindringlinge zu bekämpfen, die Krankheiten verursachen könnten.

Also, das ist ja auf den ersten Blick ganz fabelhaft, oder?

---

[i] Die genannten „in vitro“ und „in vivo“ Untersuchungen wurden durchgeführt mit einem wissenschaftlich gereinigtem Silicium. Für Forschungszwecke wurde es in der Form eines puren Natriumetasilikat (Na_2SiO_3) benötigt und speziell vorbereitet. Dr. Carlisle erklärte mir, daß Natriummetasilikat nicht als Nahrungsmittel geeignet ist, noch als Zusatz menschlicher Ernährung zu empfehlen ist.

Der fabelhafte Kraftspender

Unser Immunsystem ist die entscheidendste Schutzfunktion unseres Körpers. Wir würden ohne Ausnahme alle sehr schnell sterben ohne ein gut funktionierendes Immunsystem. Silicium kurbelt diese sehr wichtige Funktion an. Silicium verschafft dem Abwehrsystem neuen Nährboden, der den Körper befähigt Infektionen und Umweltgifte erfolgreich zu besiegen. Silicium mobilisiert die Verteidigungskräfte des Körpers gegen Eindringlinge und Mikroorganismen, deren Anwesenheit im Körper Siechtum hervorruft.

Die Stärkung des Immunsystems durch Silicium ist wissenschaftlich bestätigt. Selbst wenn wir Silicium aus keinem anderen Grund benötigten, bräuchten wir es also immer noch um die Körperabwehr zu aktivieren. Aber im Gegensatz zu einer rein defensiven Körperabwehr, ist Silicium auch stark beteiligt am Körperaufbau. Das sind gute Nachrichten für alle Bodybuilding Fans. Die sportmedizinische, aufbauende, also anabolische „Formel", die Silicium anbietet ist durchaus nicht illegal und, im Gegensatz zu den gesundheitsgefährdenden Steroiden, verbessert Silicium zudem noch die Gesundheit.

Schon vor fast vierzig Jahren beklagte sich der Silicium-Forscher Hugo Schulz über die Unwissenheit der Schulmedizin über Silicium. Seine Bemühungen waren nicht ganz vergeblich. Die deutschen Behörden schrieben Silicium in die neue Ausgabe des pharmakologischen Lehrbuches von Deutschland. Es war ein enormer Sieg, denn damit fing die Suche nach einer wirksamen, ergänzenden Formulierung für Silicium an.

Man sollte annehmen, daß die therapeutischen Erfolge mit Silicium im Laufe der Jahre Allgemeinwissen geworden sind. Aber dem ist lange nicht so, sogar heute noch nicht. Ernstgenommen als biologisches Heilmittel wird Silicium immer nur von Heilpraktikern, Naturärzten und Homöopathen. Die Schulmedizin erwähnt Silicium selten und dann meistens negativ und Silicium ist in keinen anderen pharmakologischen Lehrbüchern zu finden. Wenn Zeitschriften, Radio, Fernsehen und andere Medien die therapeutischen Heileffekte von Silicium je verbreiten würden, könnte Silicium sehr schnell das bevorzugte verhütende Heilmittel der neuen Medizin werden, auf alle Fälle für Bindegewebsschwächen und deren Folgeerkrankungen. Leider sind GUTE Nachrichten meist keine guten Nachrichten für die Presse.

Unser Bindegewebe macht den Großteil des Körper aus. Wir werden darauf noch näher eingehen. Auf alle Fälle benötigt unser gesamtes Bindegewebe Silicium. Das wurde von Carlisle et al., an der Schule für Volksgesundheit an der Universität von Kalifornien bewiesen. Carlisle fand, daß die niedrigen Konzentrationen von Silicium auch in den meisten Organen, mit Ausnahme der Lungen, zu Lebzeiten nicht wesentlich variieren. Daraus läßt sich folgern, daß die Organe ihre zahllosen Funktionen nur dann vollbringen können, wenn ihnen tägliche Mengen von 20 mg bis 30 mg Siliciumsäure (die $^1/_3$ pures Silicium enthält mit $^2/_3$ Sauerstoff verbunden) verabreicht werden. Deswegen ist der wirkungsvolle und aktive Gehalt an Silicium im Körper wegen des ständigen Verbrauchs von Silicium unwiderruflich mit der Nahrungsaufnahme verknüpft.

Eine so unbezahlbare Kraftquelle wie das Silicium sollte ja dann wohl von großer Seltenheit zeugen. Dem ist aber gar nicht so. Die gesamte Kruste unseres Planeten besteht hauptsächlich aus mit Silicium verbundenen Silikaten. Dennoch, oder vielleicht gerade deswegen, sind Siliciummangel und darauf folgende Unpäßlichkeiten so weit verbreitet. Sie sind eben genauso verbreitet wie der Sauerstoffmangel es in Krebszellen ist, wobei der Sauerstoff in umliegenden Geweben im Überfluß vorhanden sein kann. Gerade dieses Rätsel von *allgemeinem Überangebot* und *zellularer Unterbenutzung* macht es so wichtig dem Körper essentielles Silicium immer wieder neu zuzufügen um somit Mangelzustände zu verhindern oder deren Erkrankungseffekte zu besiegen. Bevor wir uns spezielle Heilanwendungen von Silicium anschauen, wollen wir einen eingehenden Blick auf das Element an sich werfen.

Die Ähnlichkeit und Rivalität von Silicium mit Kohlenstoff

Wegen großer Affinität zu Sauerstoff oxydiert Silicium sehr schnell und bindet sich an Sauerstoff. Diese Verbindung heißt: Siliciumdioxid. Aus diesem Grund kommt Silicium als freies Element nicht vor und Siliciumdioxid und die mit Silicium aufgebauten Silikate sind das eigentliche Thema. Unter dem vereinfachten Namen Silicium hat es allerdings breite Anwendung in der Technik und Computerindustrie gefunden. Neue, immer phantastischere Siliciumforschung wird durchgeführt. Vieles dieser Forschung bezieht sich auf die Gesundheitsverbesserung, aber auf dem Wege der Technologie. Ich will daran festhalten, es auch als Heilmittel Silicium oder, wo angebracht, Siliciumgel zu nennen, besonders auch, um es von anderen Produkten wie Kieselgur, Heilerde, Kieselerde usw. klar abzutrennen.

Eine recht neue Anwendung von Silicium verknüpft Biologie mit Elektronik in Informationsgeräten, die Biosensoren genannt werden. Solche Biosensoren, die auf Basis von Silicium funktionieren, sind in der Entwicklungsphase, um inhumane Tierversuche zu ersetzen. Sie verleihen Silicium somit einen „humanitären" Charakter. Eine andere technische Anwendung betrifft elektrorheologische Flüssigkeiten, die mittels Silicium blitzschnell von flüssigem Schmiermittel zum festen Körper umwechseln und sich dann wieder zurück umwandeln. In diesem Vorgang werden dielektrische (nichtleitende) Teilchen in Silicium suspendiert. Silicium, wie wir wissen, ist ein Halbleiter.

Es gibt anscheinend kaum Grenzen für halbleitende Verwendungszwecke von Silicium. Die Vielfalt von Verwendungen des Siliciums macht es dem Kohlenstoff rangähnlich. Wie bekannt, erhielt die organische Chemie ihr Etikett „organisch" durch den

Kohlenstoff. (Hier bezieht sich „organisch“ nicht auf den organischen Kunstdünger der organischen Landwirtschaft.) Im Periodensystem der Elemente steht Silicium in der gleichen Gruppe mit Kohlenstoff. Lassen sich biologische und biochemische Anwendungen von Silicium vielleicht aus dieser Verbindung erklären? Wir werden uns das näher betrachten!

Die Aufstellung des Periodensystems ordnet die Elemente gemäß der Anzahl ihrer Atome. Dementsprechend ist die Tabelle nach atomarer Anzahl in waagerechte und nach atomarer Struktur in senkrechte Reihen aufgeteilt. Elemente, die in der Tabelle des Periodensystems nah aneinander gestellt sind, sind auch in der Natur eng verwandt. Silicium, mit der atomaren Zahl 14, steht unmittelbar unter Kohlenstoff (Atomzahl 6) in der Periodischen Tafel. Die aufeinanderfolgende Plazierung beider Elemente in der vierten Periodengruppe bestätigt, daß Silicium – das Element der Mineralchemie – von allen Elementen dem Kohlenstoff – dem Element der organischen Chemie – am ähnlichsten ist.

Genau wie Kohlenstoff ist Silicium gewöhnlich tetravalent[i] in seinen organischen Zusammensetzungen. Diese Wertigkeit oder Bindungskraft ist bedeutsam. Beide dieser Elemente sind notwendig zur Formung und Erhaltung von Leben. Kohlenstoff ist der wichtigste Bestandteil in Vitamin C und, natürlich, von den Kohlenhydraten unserer Lebensmittel. Das erinnert mich an eine recht interessante Geschichte über Vitamin C, die ich etwas später erzählen werde. Sie betrifft den Entdecker des Vitamin C sowie die Verbindung zwischen Silicium und Vitamin C. Wir werden ausfindig machen, daß Silicium und der Kohlenstoff des Vitamin C sich gegenseitig bestens unterstützen. Dies ist nicht so überraschend. Das Element Silicium ist ja inzwischen ernster Konkurrent der organischen Chemie. So, das bringt uns an den Anfang eines ganz neuen Wissenschaftszweigs, der „Siliciumchemie.“

Zwei Elemente beherrschen die Erde

Silicium bekleidet einen eindrucksvollen Rang unter den vielen Elementen die zusammen die Erdkruste bilden. Obwohl Silicium, wie in der Einleitung erwähnt, in rein atomarer oder elementarer Form auf der Erde nicht existieren kann, wimmelt es davon in allen möglichen Formen. Man kann auch sagen, daß Silicium, solange es auf Erden weilt, immer einen Partner benötigt. Es verbindet sich und durch die Verbindung ändert es seinen Namen. Silicium verbindet sich sehr selten in seiner einfachsten Form – als Salz. Meistens bildet Silicium mehrfache Kernstrukturen, die Oxokomplexe genannt werden. Es bildet auch die naturgegebenen und technologisch wichtigen Silika-

[i] bezieht sich auf die vierfache (tetra) Bindungskraft (Valenz) die Silicium besitzt sich mit anderen Elementen oder Radikalen auf bestimmte und konstante Weise zu verbinden bzw. sie zu ersetzen.

te. Die komplexesten Silikate erlangen einen diamantartigen Charakter, wobei Quarz die höchste Bildungsstufe darstellt. Auch hier sieht man die Ähnlichkeit zum Kohlenstoff, aus dem Diamanten bestehen.

Silicium kommt gewöhnlich entweder in sauerstoffreichen Felsen vor oder es bindet sich im Quarz, Sand und Lehm. Die Silicium-Verbindung mit Sauerstoff paßt gut. Zusammen beherrschen diese beiden Elemente die Erde. Etwa vierzig Prozent, also fast die Hälfte der gesamten Erdkruste besteht aus Verbindungen an denen Silicium beteiligt ist. Damit liegt Silicium an zweiter Stelle, als das häufigste Element auf unserem Planeten nach dem Sauerstoff. Sauerstoff, das erste und häufigste Lebenselement, macht die Hälfte des Gewichts der Mutter Erde aus. Wenn sich also die beiden häufigsten Elemente der Erde so stark „verehelichen", sollten wir schon etliche eindrucksvolle Abkömmlinge erwarten können.

Fest wie ein Fels ist die Ehe

In „vermählter" Verbindung, als Siliciumdioxid, hält Silicium Eintritt in die Mineralfamilie der Silikate. Alle Silikate sind Mineralien, die aus den Elementen Silicium und Sauerstoff geschaffen sind. Sie können miteinander allein verbunden sein oder sie können sich mit anderen Elementen, wie z.B. dem Kohlenstoff kombinieren. Inzwischen wird es nicht mehr überraschen, da das Element Silicium so allumfassend ist, daß fast alle Mineralien Silikate sind. In der Tat haben Geologen bis dato mehr als eintausend Silikate entdeckt und klassifiziert. Alles zusammen bedeutet das eine massive Vorherrschaft von Silicium auf der Erde. Siliciumverbindungen machen ungefähr 87 Prozent der Kruste und noch einmal ungefähr 26 Prozent des äußeren Mantels der Erde aus. Eigentlich sollte ich „in" der Erde gesagt haben. Die Tiefe der Erdkruste variiert von zehn bis zu siebzig Kilometern. Diese krustige dicke Decke ist fast völlig aus Silikaten entstanden. Wir wissen, daß die Oberflächen von Mond und Mars und wahrscheinlich auch die tieferen Zonen in der Erde aus Silikaten aufgebaut sind. So ist es kaum noch unerwartet, daß die am meisten benutzten Baumaterialien – Glas, Keramik, Ziegelsteine, Beton, und unzählige Gebäudesteine – völlig oder hauptsächlich aus Silikaten bestehen.

Was für ein Prachtstück!

Wo Überfluß herrscht, heißt es, gibt es auch sehr viel Schönheit und Reinheit. Und wirklich, Siliciums Abkömmlinge hinterlassen nur den allerbesten Eindruck, auch wenn sie lange Zeit brauchen um zu *erwachsen*. Die große Mehrheit von Silicium existiert nämlich als Quarz in kristalliner oder gewachsener Form. Während ihrer Entwicklung werden diese Kristalle von der Natur gereinigt. Silicium stammt von solchen wunderbaren Quarzstrukturen, die aus Siliciumdioxid aufgebaut werden. Höher eingeschätzte Edelsteine wie Smaragde, Berylle, Turmaline, Topas, und die massiveren Halbedelsteine wie Amethyst, Bergkristalle, Achat, Jaspis, und Chalzedon sind auch alle aus Silicium „gewachsen".

Aber was wäre selbst die schönste Form wenn sie nicht auch nützlich wäre? Und Silicium ist enorm nützlich für die wichtigsten Industriezweige; die Landwirtschaft, die Fabrikation und Herstellung und für die Bauunternehmen. Umgerechnet pro Kopf, verbraucht der Mensch im Leben am meisten Silicium! Silicium ist auch der wichtigste Bestandteil von lichtem Eruptivgestein wie Granit, Branddiorit, Monzonitquarz und deren vulkanischen Äquivalenten. Für Geologen ist es wissenswert, daß Cristobalit und Trydymit die seltensten Silikate sind. Und Coesit, Stishovit, gläsernes Silikat, und Melanophlogit sind rar. Aber mehrere andere Polymorphe aus Silicium können heutzutage schon im Labor synthetisch nachgebaut, bzw. aufgebaut werden. Da Quarz mechanischer und chemischer Verwitterung bestens widersteht, stellt es auch den Großteil der gewöhnlichsten Sedimentgesteine, Schiefer und Sandstein.

Silicium in heißen Gewässern

Wo Kristalle nicht wachsen können, können Feinstverteilungen infiltrieren. Silikatverteilungen in siliciumhaltigen Mineralwässern bewegen sich zwischen 70 mg/Liter bis zu 400 mg/Liter. Wenn man sich die umgebenden Massen von Stein und Sand vergegenwärtigt, ist es nicht mehr so erstaunlich, daß viele Mineralwässer Silicium enthalten. Wir Europäer fanden das früh heraus. Therapie mit Mineralwasser ist in deutschen Bädern und Kurorten sehr populär. Ein Großteil der medizinischen Effekte muß dem Siliciumgehalt der Wasser zugeschrieben werden. Es gibt da noch einen ganz winzigen Kurort, von dem ich zum Schluß berichten werde.

Silicium ist am eindrucksvollsten, wenn es aus Quellen sprudelt. Geyserit oder kieselhaltiges Sinter ist ein aufgelöstes Silicium, das durch die Abkühlung von heißen Wassern, die aus geothermischen Quellen und Geisern springen, gefällt wird. So enthält zum Beispiel die Wilhelmsquelle in Kronthal bei Frankfurt am Main etwa 100 mg/l und die Marienbad Waldquelle 400 mg Siliciumsäure pro Liter. Das bekannte Dunaris Quellwasser in der Eifel zeigt etwa 80 mg pro Liter an. Andere bekannte Siliciumbäder in Deutschland sind die Teinacher Hirschquelle mit 70 mg/l, das Glashäger Heilwasser mit 70 mg/l und die Baden-Badener Quelle mit 155 mg/l.

Im Oktober 1996 wurde ich während eines Besuchs auf den Fidschi Inseln sogar selbst zum hochbeglückten Entdecker einer siliciumreichen Quelle. Bei einem Aufenthalt im Bergland der Hauptinsel Viti Levu entdeckte ich, daß es dort ein natürliches Quellwasser gibt, daß mit einem Siliciumgehalt von 81 mg/l dem berühmten Dunaris Quellwasser sehr ähnlich ist. Aus dieser naturreinen Quelle wird von den Einheimischen getrunken, ohne daß die vom gesundheitlichen Wert ihres siliciumreichen Quellwassers wußten. Sollte ich an der Quelle auf Viti Levu einen Kurort aufbauen?

Andere bekannte Beispiele für siliciumreiche heiße Quellen kommen überall auf der Erde vor. Besonders berühmte gibt es in Island, Neuseeland und im Yellowstone Park der USA. Dieser Überfluß an Silicium in heißen Wassern stammt von Siliciummineralien die selbst im Wasserdampf oder in warmen Gewässern aufgelöst befördert werden können. Bei noch höheren Temperaturen und unter Druck können Flüssigkeiten wie Wasser noch größere Mengen an Silicium aufnehmen. Umgekehrt schlägt sich Silicium nieder bei Abkühlung oder Druckabschwächung. Diese Geschehnisse können aber auch umgekehrt funktionieren. Es sind oft die heißen Gewässer, die Quarzadern und das in Erzlagern gefundene Quarz Ganggestein absetzen.

Ionen von Silicium und Aluminium und Alzheimer

In den natürlichen Silikaten werden vielschichtige, negativ geladene atomare Kernkomplexe von positiv geladenen Ionen zusammengehalten, sogenannten Kationen. Eines davon, der Feldspat, den die Homöopathie benutzt, ist ein kristallisiertes Silikat. Es ist ein Salz von Silicium das sich durch den Aufbau von Aluminiumatomen im neutralen Netzwerk von Siliciumaufbauten bildet. Weil sie ähnliche Dimensionen wie Ione von Silicium haben, können Ione von Aluminium leicht Silicium in sogenannten Aluminosilikaten ersetzen. Unter der Überschrift *Aluminum and Silica* auf Seite 132 und 133 in ihrem in englisch geschriebenen Buch *Encyclopedia of Natural Medicine* (1991), Prima Verlag, CA, USA, folgern vielleicht deswegen die Autoren Michael Murray, ND und Joseph Pizzorno, ND, daß Silicium möglicherweise mitschuldig ist am Entstehen der Alzheimer Krankheit.

Diese Folgerung ist völlig unbewiesen, was Pizzorno auch am Telefon bereitwillig zugab. Im weiteren Text des Buches schlagen die Autoren vor, Kontakte mit Silicium nach Möglichkeit zu vermeiden. Das ist doppelt irreführend, einmal weil Silicium, wie wir inzwischen klar erkennen können, so allgegenwärtig ist, daß man es kaum meiden kann, zum anderen weil Silicium eben ein essentielles Spurenelement im menschlichen Organismus ist. Jedenfalls deutet die *Encyclopedia of Natural Medicine* eine Verbindung zur Alzheimer Krankheit für Aluminium <u>und</u> für Silicium an! Ich habe das sofort mit der Siliciumexpertin Dr. Carlisle persönlich besprochen. Sie sagte, es sei absurd und beruhe auf falschen Interpretationen der bestehenden Hinweise.

Ganz im Gegenteil konzentrieren sich Professor Carlisle et al. inzwischen auf die Alzheimerforschung in der Silicium eine heilende Rolle übernimmt. In den Carlisle-Untersuchungen werden weibliche Ratten, die altersmäßig Menschen von siebzig Jahren gleichen, mit Silicium behandelt. Wenn sie auf eine Diät gesetzt werden, die wenig Silicium enthält, neigen diese alten Ratten dazu Aluminium im Gehirn anzuhäufen.

Wenn sie auf eine Diät gesetzt werden, die reichlich Silicium enthält, häuft sich Aluminium im Gehirn dieser Ratten nicht an!

Als Zwischenergebnis können wir zwei Dinge festhalten:

1. Aluminium, und nicht Silicium, beeinträchtigt Gehirnzellen und sollte vermieden werden; besonders von Alzheimerpatienten.
2. Silicium verbindet sich mit Aluminium in Gehirnzellen und baut das Aluminium anscheinend ab, so daß Silicium der Diät von Alzheimerpatienten wohl zugesetzt werden sollte.

Es wird noch interessanter. Die britische medizinische Fachzeitschrift *Lancet* berichtete in ihrer Ausgabe vom Juli 1993 von medizinischen Versuchen, die in England am Newcastle General Hospital und an anderen Forschungsinstituten durchgeführt wurden. Diese Versuche testeten die Theorie, die besagt, daß Silicium im menschlichen Organismus Aluminium so an sich bindet, daß die metabolische Aufnahme von Aluminium in den Körper verhindert wird. Demzufolge gab man zuerst freiwilligen Versuchspersonen in Orangensaft aufgelöstes Aluminium. Danach wurde ihr Blutspiegel auf Aluminium untersucht.

Siehe da, erhebliche Aluminiumwerte wurden festgestellt. Nach weiteren sechs Wochen gab man den Versuchspersonen nochmals die gleichen Mengen an Aluminium. Diesmal bekamen sie allerdings gleichzeitig und zusätzlich gleiche Mengen von aufgelöstem Silicium in Salzform. Bei der darauffolgenden Blutuntersuchung konnte kein Aluminium mehr im Blut festgestellt werden! Die Forscher kamen zu folgendem Ergebnis: „Da die chronische Ansammlung von Aluminium im Gehirn dazu beitragen kann alzheimerartige neurodegenerative Veränderungen hervorzurufen oder zu beschleunigen, könnte eine langfristige diätetische Einnahme von Silicium von therapeutischem Wert sein.“ Na bitte.

Rückwandlung zur biologischen Umwandlung

Schon im Jahre 1867 fand der Forscher E. Lemberg in Kunstdüngern in der Erde, daß der Ionenaustausch umkehrbar und stoichiometrisch war. Dieses letztere Wort bezieht sich auf Elemente die vom Gewicht und Volumen her chemisch kombinierbar sind. Zu der Zeit war solche Reversibilität und Kombinationskraft eine welterschütternde Entdeckung. Eigentlich ist das immer noch so. Es bedeutet nämlich, daß zum Beispiel ein Mol Natrium ein Mol Kalium ersetzen könnte. Solche, noch immer angezweifelten Umwandlungen, heißen *Transmutationen* und wurden erstmals von Professor Louis Kervran[i] behauptet und beschrieben. Kervran entdeckte unter anderem, daß ein Mol Silicium ein Mol Kalzium ersetzen kann!!

---

[i] Louis Kervran, Biological Transmutations and their applications in Chemistry, Physics, Biology, Ecology, Medicine, Nutrition, Agriculture, Geology, 1972. Swan House Publishing, Binghamton. NY

Um 1900 dann, entdeckten Wissenschaftler, daß komplexe, wasserhaltige Natrium- und Kaliumalumosilikate (Zeolithen), ihre Ionen von Natrium oder Kalium für Kalzium- und ähnliche Ionen tatsächlich austauschen konnten, sobald sie durch eine Lösung solcher Ionen durchsickerten. Besteht hier eine mögliche Verbindung zwischen der biologischen Umwandlung von Siliciumatomen in Kalziumatome und dem beobachteten und wohlbekannten Ionenaustausch? Besteht hier eine Möglichkeit, daß Silicium im Körper in Kalzium *transmutiert*? Laut Kervran, auf alle Fälle.

Obwohl es damals vielleicht nicht richtig erkannt wurde, führten diese Entdeckungen zur Theorie der biologischen Umwandlung, d.h. der biologischen Transmutation. Das Konzept biologischer Umwandlung, in anscheinend krassem Widerspruch zu den Gesetzen der Physik und Chemie, habe ich in seinen medizinischen und gesundheitlichen Auswirkungen und in Bezug auf unsere Nahrungszufuhr ausführlich in meinem Buch ***Silica – The Forgotten Nutrient*** besprochen.

In Hochform

Doch schon in den alten Zeiten spielten sogenannte „hohe Formen" von Siliciumkristallen eine besondere Rolle in der Wahrung und Wiederherstellung der Gesundheit. *Hochformen* von Silicium ergeben sich wenn Temperaturen erhöht sind. Dann werden die atomaren Verbindungen im Quarz „gekippt" ohne irgendwelche strukturellen Veränderungen zu verursachen. Dieser Werdegang verursacht in der Natur Formen mit erhöhter Symmetrie. Solche natürlichen Bauten sind „Hochformen." In der Antike wurden Quarzkristalle, die sich so aufbauten, wegen ihres optischen Reizes für ornamentale Zwecke und als Schmuck verwendet. Man sagte den Kristallen spezielle Zauberkräfte nach.

Wenigstens ein Ureinwohner, Schamane, oder Medizinmann, der vielleicht instinktiv den gesundheitsstärkenden Wert von Silicium ahnte, benutzte den Bergkristall in magisch-medizinischen Beschwörungen und brachte damit den Ball ins Rollen. Bei den Gesundheitsritualen und Beschwörungen der amerikanischen Indianer spielt das Medizinrad eine wichtige Rolle. Deren Medizinrad enthielt bereits ein Quarzkristall als verborgenen „Stromgegenstand." Die Indianer sagen, *„im Körper der Erdmutter sind die Kristalle die Gehirnzellen. Die Edelsteine sind ihre Organe, die Steine sind ihre Muskeln, der Sand ist die Haut, und Bäume und deren Laub ihr Haar.*" So ist es auch wenig verwunderlich, daß Kristalle ein Symbol des Geistes und des Intellekts wurden. Gar nicht so abwegig, wenn man bedenkt, daß ein moderner Wissenschaftler der Weltfirma IBM erst kürzlich kundtat: „Ich kann einen *Gedanken* in einem Kristall halten!"

Heutzutage sind Quarzkristalle auf alle Fälle die verborgenen *Stromgegenstände* in modernen Uhren. Mit ihren internen Vibrationen halten sie die Zeit haargenau. Egal, auch ohne zeitliche, moralische oder magische Attribute ist Silicium immer noch eines der nützlichsten Minerale auch fürs Haar! Es hat hundert andere Zwecke. Zerbröselter Quarzstein, sowie Sand (zermalmter Quarz!), sind wichtige Bestandteile in Beton und Mörtel, in feuerfesten Schamottsteinen, in Gießereiformen, in Keramiken, Glas, Siliciumkarbid, Siliciummetallen, Schmelzflüssigkeiten, Poliermitteln und beim Sandputz.

Und als ob das noch nicht genug ist, Quarz von höchster Reinheit findet Anwendung in der Herstellung von gläsernem Silicium. Solches Siliciumglas hat sehr niedrige thermale Ausbreitung, eine hohe Elastizität und gute Transparenz für Lichteinfall. Das macht Siliciumglas (auch Kieselglas genannt) begehrenswert für die Herstellung von Linsen, Faseroptiken, Bestandteilen von Präzisionsinstrumenten und für die allererste Güteklasse in Glasgegenständen. Genug, ich meine wir haben wohl reichlich Beweise, daß im Silicium massenhaft Energien stecken für alle möglichen Anwendungen. Aber es kommt noch besser.

Kristalline Verzauberung der Eiszapfen

Dinge sind oft nicht was sie zuerst scheinen. Betrachten wir einmal einen Eiszapfen. An winterlichen Sonntagen in deutschen Landen sind Eiszapfen das perfekte Beispiel der Betrachtung.

In der Wasserkristallisierung des Eiszapfens verbindet sich Wasserstoff (anstelle von Silicium) mit Sauerstoff (wie auch in Siliciumsäure) zu einem Molekül. Jetzt stellen wir uns mal vor, daß Neuankömmlinge aus dem Weltraum diesen Eiszapfen zum erstenmal erblicken. Würden die wissen, daß sie Wasser im gefrorenen Zustand beschauen? Oder würden sie meinen sie hätten eine neue Art von durchsichtigem harten Fels oder sogar einen kostbaren Edelstein entdeckt? Würden sie wissen, daß die Atmosphäre in der sie eingetaucht sind, mit der Essenz dieses Eiszapfens in Gasform gesättigt ist? Wenn sie sich über eine Quelle neigen, um das erfrischende flüssige Sprudeln im Mund zu schmecken, würden sie erkennen, daß die seidene Sanftheit dieser Flüssigkeit das gleiche Element ist, das sie in solch einem dolchartigen kristallinen Fels ehrfürchtig beäugten?

Die Welt ist voller Wunder, denn so wie Wasser sich zu Eis verhält, so verhält sich Silicium zum Bergkristall. Das Quarzkristall hat eine interne, genau abgewogene, einheitliche Atomstruktur. Siliciumkristalle halten und übertragen Energie. Ihr weitverbreiteter Gebrauch für genaue Zeitregelung ist ein Aspekt dieser Fähigkeit. Wenn Siliciums kunstvolle und zeitgerechte Verwirklichungen in der Technologie so eindrucksvoll sind, sind die Kräfte und Anwendungen von Silicium in der Biochemie, in der Nahrung und für Gesundheitszwecke vielleicht genauso beeindruckend? Aber bevor wir uns wieder der Rolle von Silicium in der Lebensversorgung widmen können, müssen wir etwas über die Natur von Gelees und Gels ausfindig machen. Machen wir doch kurz eine Fahrt ins Blaue.

„Die Feuersteinteilchen bleiben suspendiert in der Flüssigkeit und zur gleichen Zeit unsichtbar infolge ihrer Feinheit und Transparenz."

Torbern Bergman, Ph.D.,
Silicium Forscher,
1779

KAPITEL ZWEI

Der Himmel ist ein Kolloid

Zerstreuung im Blauen

Als ich sechs Jahre alt war, wurde meine Großmutter verdrießlich, denn meine Standardfrage war: Warum ist der Himmel blau? Ich brachte auch meine Mutter an den Rand der Verzweiflung durch mein ewiges Fragen von Fragen für die sie keine Antworten wußte. „Du fragst mir noch mal ein Loch in den Bauch," meinte sie. Mein Vater informierte mich, daß der Staub in den oberen Luftschichten das Licht der Sonne reflektiert, und daß hauptsächlich die Farbe blau dabei widergespiegelt wird, weswegen der Himmel dann auch so schön blau aussieht, wenn die Sonne scheint. Seine Antwort befriedigte mich für eine Weile.

Ich sage es zwar ungern, aber die Antwort meines Vaters war nicht so ganz richtig. Ich werde jetzt ein wenig in das chemische und physische Verhalten kleinster Teilchen eingehen, um die richtige Antwort zu finden und um noch mehr Wissenswertes über Silicium zu entdecken. Eine Verteilung kleinster Teilchen von Stoffen, die etwa in einer Flüssigkeit, einem Gas, oder in einem Festkörper zerstreut sind, heißen: *Kolloid.* Dieser Ausdruck stammt von dem altgriechischen Wort für „Klebstoff". Aber es ist nicht der Klebstoff, der die Teilchen zusammen hält. Beispiele für ein Kolloid sind: Milch, Rauch, Nebel und Tinte.

Als kleiner Junge hatte ich viel Freude der kolloidalen Feinstverteilung von Tintentropfen stundenlang zuzuschauen. Ich ließ Leitungswasser in die große Kristallvase meiner Mutter einfließen. Dann wartete ich, bis das Wasser in der Vase völlig bewegungslos war. Erst dann preßte ich ein ganz kleines Tröpfchen Tinte von meinem *Pelikan* und ließ es in das stille Wasser plumpsen. Für eine Zeit sank die Tinte ziemlich schnell. Dann fing sie an sich wie eine umgekehrte Rauchwolke zu entpuppen. Und dann sah ich wie sich langsam die interessantesten Formen bildeten. Schließlich zerstreute sich der Tintentropf gleichmäßig im Wasser, so daß es im Licht gleichförmig hellblau schimmerte. Ich hatte den Himmel entdeckt, aber mein Spaß war vorbei.

Die Größe eines Teilchens entscheidet, ob es sich als Kolloid qualifiziert. Zu groß und es ist keines, zu klein und es ist auch keines. Um die gewisse Größe eines kleinen Teilchens in einem Kolloid zu ermessen, brauchen wir eine Größeneinheit die ganz winzige Distanzen mißt. Diese Einheit heißt das Angström, nach einem Schwedischen Physiker. Ein Angström gleicht einer Längeneinheit von 10^{-8} cm, für Mathematiker heißt das: Null Komma, Null – Null – Null – Null – Null – Null – Null – Null – Eins, d.h. 0,000000001 cm = 1 Angström (Kürzel: Å), also schon recht kurz. Diese „Kürze" (wer will da von Länge sprechen?) entspricht dem Durchmesser des größten Atoms, des Wasserstoffatoms.

Der kolloidale Bereich von Stoffen besteht aus Teilchen, die zwischen 10 und 10,000 Angström messen. Das bestätigt uns, daß Kolloide sehr kleine Teilchen sind, die in einer Lösung schwimmen. Ein Kolloid ist aber keine wirklich echte Lösung, wie z.B. die Auflösung von Zucker oder Salz im Kochwasser. In einer richtigen Auflösung (oder echten Lösung), sind die Teilchen noch viel kleiner. Ein Zucker- oder Salzteilchen in Lösung ergibt ein so kleines Molekül, daß es von nur einigen Atomen geformt ist. Es kann ein Ion, ein elektrisch geladenes Teilchen sein.

Kolloidale Teilchen sind meistens in kleinen kristallinen Aggregaten vereint oder bilden einen Teil eines langen, bandartigen Moleküls. Kolloidale Teilchen, obwohl sie klein genug sind um durch gewöhnliches Filterpapier durchzukommen, sind auch groß genug, um vom Lösemittel durch Ultrafiltration und Ultrazentrifugation abgesondert zu werden. Teilchen einer echten Lösung wie Salzwasser haben jedoch meistens die gleiche Größe wie die Moleküle des Lösungsmittels und können deswegen weder durch irgendeine Art von Filter oder Zentrifugierung, ja noch nicht mal von Ultrafiltration und Ultrazentrifugierung abgesondert werden. Deswegen ist es auch so schwierig Trinkwasser aus Meerwasser herzustellen!

Aber es ist alles relativ. Bei gröberen Teilchen in Lösungen ist der Unterschied zwischen einem Kolloid wie meiner blauen Tinte und einer noch gröberen Flüssigkeit, wie z.B. Schmutzwasser, so riesengroß, daß die kolloidalen Teilchen doch noch sehr viel kleiner sind. Das wird uns bewußt wenn die Flüssigkeiten längere Zeit stillstehen. Dann wirkt die Erdanziehungskraft auf die gröberen Teilchen. In echten Kolloiden kann die Anziehungskraft die verteilten Teilchen aber nicht heraustrennen. Die Erdanziehung ist belanglos verglichen mit der streuenden Kraft, welche die kolloidalen Teilchen besitzen. Folglich haben die Teilchen eines Kolloid wenig oder keine Neigung, sich abzusetzen. Im Gegensatz dazu, trennen sich die verhältnismäßig großen Teilchen grober Zerstreuungen spontan ab von der Lösung und bewegen sich in kurzer Zeit durch Schwerewanderung entweder zum Boden oder zur Oberfläche des Stoffes, je nach Stoff und spezifischem Gewicht der jeweiligen Teilchen.

Diese Eigentümlichkeiten der Kolloide (Farbwasser) sind so anders als die von echten Lösungen (Salzwasser) oder groben Zerstreuungen (Schmutzwasser) und spielen eine solch bedeutungsvolle Rolle in natürlichen physischen Vorgängen, sowohl in lebender, als auch toter Materie, daß ein unabhängiger Zweig der Wissenschaft, die Kolloidchemie gegründet wurde um den Kolloidzustand zu untersuchen.

Ein Sol ist ein Kolloid aus einem Stoff und heißt entweder Sol, Feststoffsol oder Aerosol, je nachdem, ob die Verteilung in einem flüssigen, festen oder gasigen Stoff besteht. Die Teilchen selbst können auch fest, flüssig oder gasig sein, z.B. meine blauen Tintentröpfchen oder Bläschen von kolloidaler Größe. Am besten läßt sich das anhand einer Tabelle vorführen, die Kolloide verschiedener Verteilungsphasen und Stoffe miteinander vergleicht:

Name des Kolloid	**Zerstreuung/ Teilchenphase**	**Stoff Medium**	**Beispiele**
Sol	fest	flüssig	Tinte, Klebstoff
Feststoffsol	fest	fest	Stahl, Smaragd
Aerosol	fest	gasig	Rauch, Staub
Emulsion	flüssig	flüssig	Milch, Mayonnaise
Festemulsion	flüssig	fest	Perle, Opal
Flüssiges Aerosol	flüssig	gasig	Nebel, Spray
Schaum	gasig	flüssig	Baiser, Schlagsahne
Schaum	gasig	gasig	Pumice, Lava (kolloidale Suspendierung unmöglich)
Kondensiertes Kolloid	fest	keiner	Gummi, Baumwolle

Wenn beide, die kolloidalen Teilchen und der Verteilungsstoff, ein Gas sind, ist ein Kolloid nicht möglich. Von allen Kolloiden sind die Sols bei weitem die wichtigsten. Sie sind deswegen in zwei große Untergruppen aufgeteilt, je nachdem, ob sie (1) molekulare Sols sind, einzelne riesige Moleküle die in einer Lösung zerstreut, oder (2) mizellare Sols, Aggregate kleinerer Moleküle, Ionen, oder Atome die in einer Lösung zerstreut sind. Die meisten organischen Sols, z.B. aus Eiweiß, Zellulose, Stärke, Gummi, und synthetische Polymere sind molekulare Sols.

Einzelmolekulare Sols können meistens einfach hergestellt werden, indem der Feststoff einer angemessenen Flüssigkeit zugefügt wird. So wird zum Beispiel ein Sol von Milcheiweiß durch das Mischen gepuderter Magermilch mit Wasser zubereitet. Je kleiner die Teilchen, desto durchsichtiger ist das Sol. Ein Sol wird gewöhnlich durchsichtig wenn die Teilchen in etwa rund sind und weniger als 300 Å Durchmesser aufzeigen. Wenn die Teilchen zwischen 300 Å und 5000 Å sind, ist das Sol opalisierend, d. h. es verstreut einen kleinen Anteil des verfügbaren Lichts in alle Himmelsrichtungen.

Und somit sind wir wieder beim Himmel, der blau ist. Das Blau, diese himmlische Feinstverteilung, das sogenannte Tyndall-Phänomen, wird nämlich nicht von den Oberflächen der Teilchen reflektiert, wie mein Vater sagte. Widerspiegelung von kolloidalen Teilchen ist nicht möglich, weil sie kleiner sind als die Wellenlänge sichtbaren Lichts, die von 3500 Å bis 7000 Å reicht (und Kolloide reichen, das wissen wir ja jetzt, bis 10,000 Å). Da die Lichtzerstreuung invers proportional zur Wellenlänge des Lichts ist, wird blaues Licht mit einer kurzen Wellenlänge mehr gestreut als rotes Licht mit einer langen Wellenlänge. Und deswegen, wenn weißes Licht gestreut wird, nimmt das gestreute Licht eine bläuliche Tönung an. Also wirklich Vater, Staub…

Viele Sols, wie zum Beispiel Siliciumsols, schimmern bläulich weiß oder blau, wenn sie mit weißem Licht beleuchtet und aus einer Richtung, die senkrecht zur Richtung des einfallenden Lichts liegt, betrachtet werden. Einer der auffallendsten Streuungseffekte die Silicium betreffen, heißt *irisierend*. Es ist der schöne Effekt der in Opalen sichtbar ist und deswegen auch, wie bereits erwähnt, *opalisierend* genannt wird. Tatsächlich sind Opale die versteinerten Überreste einer sehr antiken kolloidalen Suspendierung aus Quarzkristall! Also, sie waren mal flüssig vor langer Zeit! Gewöhnliche kleine Moleküle, wie auch kolloidale Teilchen streuen zwar Licht, aber die Intensität des Streuens durch winzige Moleküle ist so schwach, daß es kaum merkbar wird, außer in den tieferen Schichten von klarem Wasser oder klarer Luft, die alle klaren Seen, das Meer und den Himmel gestalten. Das gestreute Licht ist vorwiegend blau, aber sogar in so verhältnismäßig puren Stoffen wie den oberen Luftschichten wird die Streuung von Kolloiden wie Staub und Mikroorganismen verursacht! Na gut, Papa.

Sol von Silicium

Teilchen verschiedener Sols nehmen Formen an, die von Sphären zu schlanken Fäden wechseln. Goldteilchen und viele andere mizellare Sols sind mehr oder weniger kugelförmig oder sie sind polyedrisch (vielförmig). Weil solche Teilchen aneinander mit Leichtigkeit vorüberziehen können, ist die Viskosität dieser Sols nur geringfügig größer als die Dickflüssigkeit in der sie zerstreut sind. Andererseits werden Sols, die sich aus fadenförmigen Teilchen bilden jedesmal verflochten, wenn die Flüssigkeit gestört wird.

Ein Sol einer gewöhnlichen Gummilösung ist somit äußerst dickflüssig, selbst wenn es nur ein Prozent Gummi enthält. Das kommt daher, daß ein Kautschukmolekül ungefähr 30,000 Angström lang ist, aber nur wenige Angström dick. Eiweiß, ein Sol von Albumen in Wasser, ist von mittlerer Viskosität, weil das Albumenmolekül, obwohl auch sehr lang, in einen runden Ball aus Protein aufgewickelt ist. Ein Sol aus Silicium ähnelt sehr dem Albumencharakter von Eiweiß, aber noch mehr einem ganz anderen Sol, dem menschlichen Blut.

Liebe und Haß sind Sol-Daten

Verschiedene Kolloidteilchen zeigen verschiedene Affinitäten auf, für die Flüssigkeiten in denen sie jeweils zerstreut sind. Wenn die Affinität sehr groß ist, sind die Moleküle der Lösung dicht an der Oberfläche des jeweiligen Stoffes befestigt und dringen sogar in die Teilchen selbst ein. So ein Teilchen kann somit angeschwollen aussehen und besteht aus einer Mischung von Feststoff und Flüssigkeit. Ein Sol, das solche Teilchen enthält, ist ein lyophiles (lösungliebendes) Sol. Beispiele dafür sind Wasserglas (in Wasser gelöste Polysiliciumsäure), Klebstoff, und Gummi in Benzol.

Kristalline Teilchen, wie z.B. Schwefelsols (Schwefelmilch) und Goldsols (trinkbares Gold) sind nicht sehr hoch solvatisiert, das heißt, sind in großen Ausmaß nicht aufgelöst, und werden lyophob (lösungshassend) genannt. Der Grad der Solvatisierung eines Teilchens hängt vielfach von seiner Form ab; fadenförmige Teilchen neigen dazu lyophil zu sein, weil sie eine verhältnismäßig große Oberfläche besitzen.

Ewig unter Beschuß, ewig in der Schwebe

Kolloidteilchen werden in einem dauerndem Zustand der Suspendierung gehalten, durch die ununterbrochene Bombardierung von den sie umgebenden Molekülen der Lösung. Diese Bombardierung ist eine Folge der gewöhnlichen ungerichteten Thermalbewegung von Molekülen. Die durchschnittliche Geschwindigkeit eines einzelnen Wassermoleküls ist bei Raumtemperatur ungefähr 2.240 km pro Stunde. Wenn ein verhältnismäßig grobes Teilchen von allen Seiten von Millionen solch schneller Moleküle ununterbrochen beschossen wird, kann dieses Teilchen nie einen Nettoschwung erhalten, der es in eine bestimmte Richtung schiebt.

Wenn so ein Teilchen nun sehr klein ist, sind die Wirkungsschwankungen auf den gegenüberliegenden Seiten viel bedeutungsvoller, mit dem Ergebnis, daß das Teilchen erst in eine Richtung, dann in eine andere Richtung angestoßen wird. Ein Kolloidteilchen, das in einer Flüssigkeit oder einem Gas schwebt, ist daher abhängig von der sogenannten Brownschen Bewegung. Die Brownsche Bewegung ist eine unaufhörliche, ziellose Vibration mikroskopischer Teilchen, die in Flüssigkeit suspendiert sind. Jedoch hätten die meisten Sols nur eine vorübergehende Existenz, wenn die Koaleszenz der Teilchen nicht verhindert würde. Beim Zusammenstoß würden die kleinen Teilchen zusammenheften und bald zusammenwachsen, so daß die Sedimentationsgeschwindigkeit, verglichen mit der Rate der Brownschen Bewegung, zu groß würde. Das Zusammenwachsen der Kolloidteilchen von stabilen Sols wird von adsorbierenden Stoffen verhindert, besonders von adsorbierten Ionen. Die Affinität eines Feststoffs für ein Ion hängt von der Natur des Feststoff ab und von der Größe, der elektrischen Ladung, und der chemischen Eigentümlichkeit des Ions. In eine Lösung mit verschiedenen Sorten von Ionen eingebracht, wird ein festes Teilchen einige der Ionen selektiv adsorbieren und dadurch die gleiche elektrische Ladung erwerben wie das Ion, für welches es die größte Affinität zeigt.

Das Endergebnis solch selektierter Adsorption der Teilchen bedeutet, daß alle Teilchen die gleichen Ladungsvorzeichen tragen und einander folglich abstoßen. Die Intensität dieses Abstoßens zwischen zwei Teilchen bleibt geringfügig, solange sie mehr als einige Angström auseinander liegen. Wenn die Entfernung aber immer weniger wird und ein Zusammenstoß unmittelbar bevorsteht, vermehrt sich die Intensität des Abstoßens solchermaßen, daß ein tatsächlicher Kontakt zwischen den Teilchen verhindert bleibt. Die Stabilität vieler Sols hängt daher von der Art und der Menge der vorhandenen Ione ab.

Die Ionen, die auf der Oberfläche oder einem Teil der Oberfläche jedes Kolloidteilchens adsorbiert sind, ziehen Ionen der entgegengesetzten Ladung in die Nähe des Teilchens. Diese entgegengesetzten Ionen bilden eine Wolke um das Teilchen, die sich in eine diffuse äußere Schicht zusammenschiebt. Durch Abschirmen des Teilchens verringert diese äußere Schicht die Wirksamkeit ihrer Ladung. Dies Phänomen tritt ein, wenn die Konzentration von Ionen so hoch ist, daß die Ladung der einzelnen Teilchen unwirksam wird und Zusammenstöße nicht mehr verhindert werden. Demzufolge verleihen niedrige Konzentrationen von Elektrolyten einem Sol Stabilität, während erhöhte Konzentrationen das Sol zerstören.

Ein Gel mit Sol

Wenn man Eiweiß (Albumen) erhitzt, brechen die schwachen Verbindungen, welche die Spulung zusammenhalten auseinander, das Molekül entfaltet sich und das Sol wird dickflüssig. Wenn sie völlig ausgedehnt sind, sind Albumenmoleküle so ineinander gewickelt, daß das Eiweiß ein halber Feststoff wird, nämlich ein Gel. Das Entfalten von Proteinmolekülen unter dem Einfluß von Hitze ist eine Allgemeinerscheinung. Es wird angenommen, das es das oberste Gesetz der Denaturierung ist und deswegen eine der hauptsächlichen Todesursache von Organismen durch Hitze.

Ein Gel ist also ein Sol, in dem die Teilchenfäden sich verzweigen und ineinander übergreifen. Ein Gelee ist ein Gel das einen besonders großen Anteil an Flüssigkeit enthält. Wenn die Flüssigkeit eines Gels durch Verdampfung entweicht, zieht die Spannkraft der Oberflächenspannung die Fasern zusammen und verursacht so den Einsturz der Netzstruktur. Das Ergebnis ist ein Zerogel. Getrocknete Gelatine ist ein gutes Beispiel für ein Zerogel. Ersetzen wir nun die Flüssigkeit mit Luft ohne das Gel einzustürzen, bekommen wir ein Aerogel, das weich, fast durchsichtig, und äußerst leicht ist. So, nun kennen wir Kolloide und Sols und Gels und können die Diskussion zurückbringen auf die Herstellung von Silicium-Gel.

Die Polymerisation von Silicium – bzw. Verflechtungen von fundamentaler Lebenswichtigkeit

Um ein Kolloid von Silicium herzustellen, muß Silicium in der Form von Orthosilicumsäure $(H_4SiO_4)^2$ zuerst einmal polymerisiert werden. Unter Beseitigung von Wasser polymerisiert Siliciumsäure in ein dreidimensionales Polysilicium, daß von mehreren Molekülen gebildet wird. Polymerisation ist der Ausdruck für eine chemische Reaktion, die immer größere Molekülen erzielt. Diese bilden schließlich lange Ketten, die so aussehen:

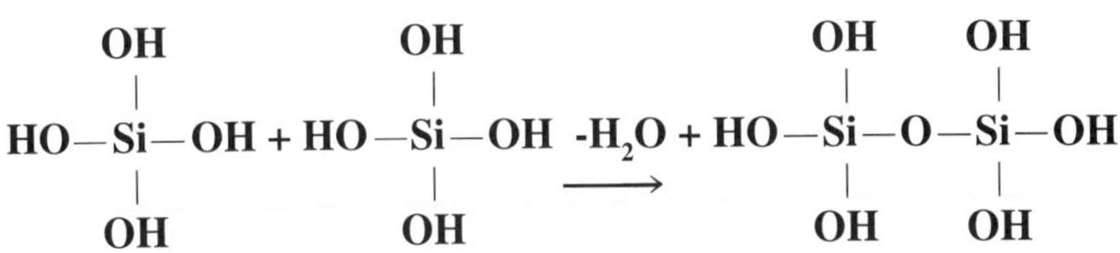

Bei näherer Betrachtung entdecken wir, wie in einer solchen Kette jedes Ion von Sauerstoff als ein Partner für zwei Ione von Silicium dient, also folgendermaßen:

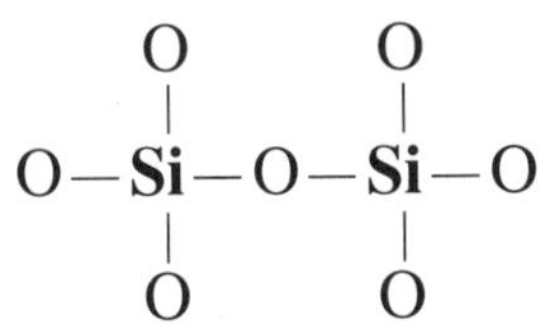

Solche vierseitigen Kettenverbindungen werden Tetraeder (Vierflächner) genannt. Mit anderen Worten ist SiO_2 ein Netz von SiO_4-Tetraedern geworden. Wie wir sehen, ist jedes Siliciumatom tetraedrisch (vierflächig) von vier Sauerstoffatomen umgeben, wovon jedes wieder gleichzeitig zwei angrenzenden Tetraedern angehört. Die Siliciumatome sind daher alle miteinander durch Brücken, die aus Sauerstoff gebaut werden, verbunden. Dieses Verbinden von Sauerstoff und Silicium ist der erste Schritt wie aus Silicium ein Siliciumgel wird. Der nächste Schritt fügt die chemische Zusammensetzung H_2O, schlicht und einfach bekannt als Wasser, hinzu.

Wasser und der Wandel von Sol zu Gel

In der Natur kommt Silicium nur als eine wasserfreie (anhydrische) Zusammensetzung vor und in Salzformen, die als Silikate bekannt sind. Hydratisiertes, also wassergebundenes Silicium (auch hydriertes Silicium), entsteht aus der Befreiung von Silicium aus den wasserlöslichen alkalischen Silikaten. Feste Teilchen von Silicium in feinstverteilter Form gehen dabei eine solch enge Mischung mit Wasser ein, daß das Silicium sich im Wasser aufzulösen scheint. Die wässerige Lösung ist jedoch kein echtes Verschmelzen, wie z.B. die Lösung von Tafelsalz (Natrium Chlorid) in Wasser. Wenn wir Tafelsalz mit Wasser mischen, erhalten wir eine Lösung in der das Natrium-Chlorid als eine feste Zusammensetzung völlig verschwindet. Feste Siliciumteilchen andererseits mischen sich mit Wasser in einem mittleren Zustand zwischen Feststoff und Flüssigkeit. Diese Halbverteilung von Silicium in Wasser ist ein kolloidales System, in dem die Moleküle suspendiert werden anstatt aufgelöst.

Die relativen Mengen von zwei Anteilen eines Kolloidsystems entscheiden, ob das System die Viskosität von einem Sol (Flüssigkeit), oder einem Gel (halb Flüssigstoff, halb Feststoff) hat. Wenn zum Beispiel eine kleine Menge Protein, sagen wir z.B. Gelatine, in Wasser gerührt wird, ergibt sich daraus ein Sol. Falls aber eine große Menge von Gelatine in Wasser verrührt wird, dann ergibt sich ein Gel. Diese Regel trifft auch auf andere kolloidale Verbindungen zwischen Flüssigkeiten und Feststoffen zu. Deswegen ist Silicium in der menschlichen Blutbahn ein Hydrosol, ein flüssiges Hydrat der Siliciumsäure. In unseren Nägeln, der Haut oder dem Haar wird es zum Hydrogel, einem gallertartigen Hydrat der Siliciumsäure. Die doppelten kolloidalen Eigenschaften machen Silicium sehr anpassungsfähig. Es macht kolloidales Silicium auch wirkungsvoll für äußere Anwendungen zusätzlich zum innerlichen Einsatz. Auf diese Weise paßt Silicium Gel sich jeweils den Konditionen an, denen es unterliegt.

Im Gegensatz zu Kieselgur, Kieselsäure, und Kieselerde, ist der biochemische Vorteil von kolloidalem Silicium, daß es eine solch riesige Reaktionsoberfläche aufweist. Die Oberflächenkapazität von Siliciumgel ist wirklich nennenswert. Nur ein Gramm Siliciumgel kann mit einer Oberfläche von etwa 300 Quadratmetern auftrumpfen! Geometrisch ausgedrückt hat ein Kubikzoll des Gels eine Oberfläche von etwa 50,000 Quadratfuß. Oder noch anders ausgedrückt, wenn wir die Teilchen in einer Reihe aufstellen könnten, würde die resultierende Entfernung siebzehn mal die Strecke von der Erde zum Mond darstellen. Diese kolossale Oberflächenaktivität von Siliciumgel ist von grundlegender Bedeutung für die Aktivierung von lebendem Gewebe. Es gibt kolloidalem Silicium die größten adsorptiven Kräfte und Reaktionsfähigkeiten, die einfache Kieselsäuren nicht erreichen können.

Auch die Oberflächenspannung von kolloidalem Silicium ist ungewöhnlich hoch und vermehrt sich auf außergewöhnliche Art. Es existieren nicht nur Grenzoberflächen zwischen der Flüssigkeit und der Luft, sondern auch zwischen dem Silicium und dem Wasser. Somit enthält Siliciumgel auch innere Energien und ist wegen seiner sehr großen Oberflächenaktivität eine grundlegende Bedingung für biologisches Geschehen. Erst jetzt können wir ein bißchen besser verstehen, warum der weiße Sand der Lüneburger Heide von so hohem Wert für die menschliche Gesundheit und unsere Zusatzernährung ist. Verfolgen wir aber diese Spuren etwas weiter, bevor sie sich hier im Sande verlaufen.

„In der Wissenschaft geht der Kredit
an den Mann der die Welt überzeugt,
nicht an den Mann der die Idee
zuerst hatte.“

Sir William Osler, MD

KAPITEL DREI

Erstaunliches Erstehen von Stützgerüsten

Spurenelement im weißen Sand

Der weiße Sand besteht also aus Quarzkristallen, die zu Staub zermahlen wurden durch die zurückweichenden Eisberge, die diesen Fleck der Erde, mein Niedersachsen, vor Jahrmillionen während der sogenannten Diluvialzeit (Diluvium = Schwemmland!) bedeckten. Unter dem weißen Sand und in angehobenen Gegenden, werden die Quarzkristalle heutzutage unter den Felsen abgebaut. Endlich „geerntet“ für den heilenden und essentiellen Wert im Spurenelement, werden die gewonnenen Kristalle zur Fabrik abtransportiert, wo sie hintereinander zu einem ganz feinen Puder geläutert, gemahlen und pulverisiert werden. Danach werden die feinst verpulverten und gereinigten Siliciumteilchen in Wasser löslich gemacht und dann in einer speziellen Salzlösung suspendiert. In darauffolgenden Vorgängen wird das Silicium aus dieser Lösung unter Mitwirkung von Mineralsäuren gefällt.

Nach der Verarbeitung ist die resultierende Siliciumsäure manchmal noch etwas klumpig und wird dann weiter homogenisiert bis das Endprodukt, das Anhydrid der Siliciumsäure, abgeleitet werden kann. Ein Anhydrid ist eine Substanz, die von einer Verbindung unter dem Abzug von Wasser abgeleitet wird, bis sie eine einheitliche Struktur erzielt. Für die Verarbeitung wird nur gereinigtes, aseptisches Wasser benutzt. Dann, in einem speziellen Waschverfahren, wird die verarbeitende Salzsäure durch einen sorgfältigen Stufenprozeß wieder entfernt. So wird das entstandene Natrium-Chlorid von der erwünschten Siliciumsäure getrennt. In der weiteren Verarbeitung wird die Siliciumsäure aus der Lösung gefällt. Frisches Wasser wird wieder zugefügt und der Waschprozeß wiederholt. Das geschieht bis zu zwölfmal. Das Mahlen zu mikroskopischen Teilchen erbringt dann schließlich eine kontinuierlich flüssige Substanz, in der die Teilchen sich zwar anhäufen, aber nicht mehr absetzen oder sich nur sehr langsam absetzen.

Das entstandene System ist jetzt weder eine Lösung noch eine Suspension – es ist ein Kolloid mit einem gelartigen molekularen Gerüst, das in Struktur und Erscheinung sehr an die Albuminoidanordnung von rohem Eiweiß erinnert, ohne dabei klebrig zu sein. Dieser Albuminoidcharakter von Siliciumgel macht sich beim Gebrauch schnell bemerkbar. Das neue Gel sieht nicht nur aus wie Eiweiß, es fühlt sich auch so an. Beim Auftragen von Siliciumgel auf die Haut, verursacht das Gel beim Trocknen ein Spannen in der Haut, so wie Eiweiß es macht. Der Grund dafür ist, daß in kolloidalem Silicium die Moleküle des Siliciumdioxid (jedes Molekül von Silicium wird von je 1 Siliciumatom und 2 Sauerstoffatomen gebildet) von Wassermolekülen (H_2O) umgeben sind. Diese Komposition verhindert eine molekulare Ansammlung, verhindert also Verklumpung. Die lockere, aber sichere Verbindung erleichtert auch die Verdauungsreise durch die Eingeweide und befähigt die Plazierung aktiven Siliciums in die Bindegewebe des Körpers, angefangen mit dem Blut, selbst ein Bindegewebe. Gleichzeitig gestattet dieses besondere Gel die äußerliche und innerliche therapeutische Anwendung.

Was ist also nun alles passiert? Sagen wir mal, daß das Silicium eine Art von „Chelatbildung" erfuhr, welche die Assimilation nach Einnahme von Silicium fördert. Die individuellen Siliciumatome sind ja bereits in feinster kolloidaler Streuung (siehe *Kapitel Zwei* für eine Erklärung von „kolloidal"). Diese kolloidale Streuung erleichtert ungemein die Gewebeaufnahme wegen der riesigen adsorbierenden Oberfläche, die für die biochemische Wechselwirkung zwischen dem menschlichen Stoffwechsel und den individuellen Siliciumteilchen existiert.

In meinem ersten Silicium-Buch zeigte ich, daß die meisten Siliciumvorkommen für den menschlichen Gebrauch nicht verwertbar sind. Grobe Fragmente roher Kieselsäure (z. B. Sand) sind viel zu rauh für den zarten menschlichen Gaumen. Unreinheiten in solchen Siliciumablagerungen können zudem der Gesundheit[i] sehr abträglich sein. Die wichtigen reinigenden Verarbeitungsvorgänge müssen selbst für pures Silicium aus Bergkristall abgeschlossen werden, um das benötigte Spurenelement dem menschli-

---

i Während ich das Manuskript zu diesem Buch schrieb, erhielt meine Frau einen Welpen, eine Mischung zwischen Neufundländer und Labrador. Wir nannten ihn Bing. Ich fand es höchst interessant, daß jedesmal wenn wir Bing an den Strand führten, er den weißen Sand fraß. Wenn er auf Wiesen war, durchsuchte er die Vegetation, bis er Schachtelhalme fand und fraß sie dann. Es dauerte eine Weile bevor ich merkte, daß er vielleicht zusätzliches Silicium für sein dichtes Fell und wachsendes Knochengerüst benötigte. Um dies zu bestätigen, checkte ich die Bestandteile in seiner Futterformel. Und siehe da, Silicium stand nicht auf der Liste. Von da ab gab's Silicium-Gel im Trinkwasser!

chen Stoffwechsel erst zuführbar zu machen, dann eine leichte Verdaulichkeit zu sichern, und schließlich die metabolische Aufnahme ins Blut und von dort in die Zellen zu garantieren.

Der Silicium-Bahnbrecher

Die große Rolle, die Silicium im Gesundheitswesen spielen wird, wurde schon im Jahr 1878 von dem berühmten französischen Chemiker und Bakteriologen Louis Pasteur vorhergesagt. Der prophetische Kerngedanke von Pasteur betreffs Silicium war Dr. Becker bewußt, einem deutscher Chemiker, der therapeutisches Silicium als Erster entwickelte. Dr. Becker war Arbeitnehmer beim pharmazeutischen Riesen IG Farben (Höchst). Kurz nach dem 2. Weltkrieg beschäftigte sich Becker mit der Siliciumforschung und studierte bald alle verfügbare Siliciumliteratur.

Dr. Becker war fasziniert von den beschriebenen heilbringenden Eigenschaften von Silicium und entschied sich, ein therapeutisches Silicium zu entwickeln. Er fand heraus, daß sich eine wässerige Form der Sauerstoffzusammensetzung der Siliciumsäure am besten für seine Zwecke eignete. So formulierte er nach und nach ein Produkt, das als ***Silicea*** weltbekannt[i] wurde. Dr. Becker's Produkt ist eine aufbereitete Siliciumsäure, die in feinster Verteilung in eine Gelform gefällt ist. Dr. Becker, obwohl er in Pharmazeutik und rezeptpflichtigen Medikamenten geschult war, entwickelte sein Silicium vorrangig als Nahrungsergänzung und Heilmittel für therapeutische Selbsthilfe und natürliche Gesundheitspflege von innen und außen.

In seiner Forschung fand Dr. Becker heraus, daß die individuellen Moleküle in seinem Silicium sich in Gruppen scharten, und daß das resultierende Gel adsorbierende und entzündungshemmende Eigenschaften besaß, die auch zur schnelleren Heilung von kleineren Schnittwunden und Quetschungen benutzt werden konnten, zumal sie antibakterielle Eigenschaften aufwiesen und das Gel die Blutung von kleinen Wunden schnell stoppte, indem es eine Schutzschicht formte. Dies alles paßte sehr gut zu seinem Ziel, ein therapeutisches Mittel für internen und externen Gebrauch zu formulieren. Sein Siliciumgel wurde dann auch schnell populär in Deutschland, sogar schon bevor Silicium als essentiell anerkannt war! Dr. Becker konnte es unmöglich wissen, aber nach 1972, als entdeckt wurde, daß Silicium ein lebensnotwendiges Spurenelement ist, wuchsen die Gesundheitsanwendungen seines Balsams enorm. Heute wird Dr. Becker's ursprüngliche Formel von einem Reformwarenhersteller in Deutschland produziert. Es wird nach den sehr strengen „neuform"-Maßstäben der Reinheit hergestellt.

---

[i] Es heißt noch heute so in Deutschland und in Kanada, während es in USA als ***Silica Gel*** berühmt geworden ist.

Allerdings wußte Dr. Becker vielleicht von der Anwendung von Bentonit Gel für das Heilen von Schnittwunden und anderen Hautverletzungen. Bentonitgels, die reich an Silicium sind, wurden bereits seit Generationen von einheimischen Indianern der Vereinigten Staaten zur Heilung benutzt. Becker wußte auch, daß eine völlig neue Ära aufdämmerte in der Behandlung ansteckender Hautkrankheiten und anderer interner Unpäßlichkeiten. Ernst A. Hauser, Ph.D., Sc.D., Professor der Kolloidchemie in Massachusetts schrieb schon vor dem Krieg in seinem Buch „Siliciumwissenschaft" auf Seite 175 unter „Pharmazeutische Anwendungen" davon. Aber im Jahre 1949 war dies kaum Allgemeinwissen in Deutschland und nicht von Interesse im Land des verlorenen Krieges. Es dauerte viele Jahre ehe Silicium in Reformhäusern angeboten wurde.

Der Natur perfekteste Kraftquelle

Die biologisch stärkende Beschaffenheit von Silicium kann schon in der Struktur und Stützfunktion dünner, aber aufrecht stehender Pflanzen, wie dem Schachtelhalm[3] beobachtet werden. Und so konnten Botaniker, die an der strukturellen Funktion von Kieselsäure im Schachtelhalm interessiert waren, schon vor 1900 feststellen, daß Silicium auch erhöhten Widerstand gegen Erkrankungen im Gewebe dieser Pflanzen schuf. Es wurde dann auch bald klar, daß Pflanzen und Tiere und sogar Menschen, nämlich alle Lebensformen von einem beständigen Vorrat an Silicium für strukturelle und metabolische Vorgänge abhängig sind.

Bei Vögeln zum Beispiel besteht das Gefieder zu 70% aus Siliciumsäure. Dies ist besonders bemerkenswert im Hinblick auf den Silicium-Gehalt in den äußeren Anhangsgebilden aller Lebewesen, wie z.B. Federn, Haut, Nägel und Haare. Silicium, wurde bald entdeckt, ist der wundervolle Baustein der Natur. Aber dann wurde herausgefunden, daß Silicium noch mehr ist als die strukturelle Grundlage des Lebens. Es wurde bekannt – wenn ich das einmal in den Worten der *Kena Upanishad* umschreiben darf – daß Silicium „das Leben zuerst zwang seine Reise anzufangen[4]".

Silicium als Erzeuger der Urzeit

Die logischste und wissenschaftlichste Theorie der Schöpfung auf unserem Planeten stammt von Nobelpreisträger Professor Butenandt. Seine Theorie bezieht sich auf Experimente der Forscher Birkhofer und Ritter, die um 1958 durchgeführt wurden. Butenandt's Schöpfungstheorie ist von dem russischen Siliciumforscher Woronkow bestätigt. Diese Schöpfungstheorie geht davon aus, daß Silicium vorübergehend an Stickstoff anhaftet und sich erst dann wieder abspaltet, wenn der Aufbau von gewissen Grundformen vollbracht ist, die bereits die Eigenschaften von Protein (also Eiweiß) besitzen. Indem Silicium das lebensnotwendige Albumen formt, spielt es eine bedeutungsvolle Rolle in der Entwicklung allen Lebens.

Das Leben auf der Erde, gemäß der letzten wissenschaftlichen Befunde, entstand aus elektrischen Entladungen in der Prototypatmosphäre, die aus Stickstoff und Kohlenstoff bestand. Diese elektrischen Entladungen sammelten sich auf Siliciumsäuren, die im Urmeer aufgelöst schwammen. Die hinwiederum führten zu den elementarsten Bausteinen des Lebens, den Aminosäuren. In diesem frühen Stadium der Schöpfung polymerisierten die Aminosäuren in albuminartige, proteinartige Körper. Um besser aufzuzeigen inwieweit diese Ursprungstheorie von dem massiven Vorkommen von Silicium in Diatomeen bestätigt werden kann, muß ich ein wenig ablenken. Gehen wir mal eben an den Strand, an dem ich wohne, die Westküste von Kanada, also die Ostküste des Pazifischen Ozeans.

Nützlich tot oder lebendig

„Diatomee" ist der Name, der jedem von über 5.000 Arten von Algen der Klasse Bacillariophyceae beigegeben wird. Diatomeen sind Kleinsttiere und gewöhnlich Einzeller. Doch gelegentlich häufen sie sich in kleine Kolonien an, aufgrund ihres klebrigen, gallertartigen Überzugs. Obwohl sie auch in luftigen und irdischen Bereichen leben können, ist ihr Hauptgebiet das Wasser. Sie leben sowohl in Süßgewässern als auch im Salzwasser der Meere.

In den Wassern der Erde leben sie meistens in den oberen 100 Metern, nämlich da, wo die Sonne noch reichlich scheint, denn diese Organismen sind fotosynthetisch. Ihre Nahrungsreserven bestehen aus Fetten und Volutin[i] und enthalten keine Stärke. Lebende Diatomeen bilden den Hauptbestandteil von Plankton, die hauptsächliche Nahrung für die meisten Wassergeschöpfe. So bilden Diatomeen den Anfang der Ernährungskette der Meerestiere. Sie haben aber noch andere Anwendungen im Tod.

Wenn Diatomeen sterben, bleiben ihre siliciumreichen Zellwände übrig. Die häufen sich nun ununterbrochen auf dem Ozeanboden in Schichten an. Bis auf 3.000 Fuß Höhe wachsen diese Schichten an. Solche Siliciumreste sind am reichlichsten vorhanden im Pazifik des westlichen Teils des nordamerikanischen Kontinents. Sie werden schließlich zu Diatomeenerde, die auch Diatomit genannt wird. Die kalkhaltigen Abla-

---

[i] Kennzeichnet eine basophile Substanz, die als Körnchen (Gran) in Algen und ähnlichen Lebensformen vorkommt und von der man annimmt eine Nukleinsäure zu sein.

gerungen sind sehr nützlich. In industriellen Filtern beseitigen sie Unreinheiten. Als adsorbierendes Mittel und als Isolatoren fungieren sie auch. Das Fußpuder meiner Einleitung ist hier beschrieben. Es ist die Essenz, die meine Siliciumforschung antreibt. Kehren wir nun zurück ins Leben. Außer ihrem Dienst nach dem Absterben, haben die Diatomeen eine weit wichtigere Bedeutung für die ununterbrochene Weiterentwicklung des Lebens. Sie liefern bis zu 70% des gesamten Sauerstoffs unseres Planeten. Alle anderen Pflanzen zusammen tragen nur 30% zum Sauerstoffkleid der Erde bei.

Wegen der Polymerisation von Silicium in deren Skeletten, wurde nach dem Verfall von Diatomeen der Sauerstoff erstmals in die Atmosphäre freigelassen und das Leben auf der Basis von Sauerstoff konnte seine prachtvolle Reise beginnen. Nur nach diesem Prozeß des Verfalls nämlich konnte die Nutzbarmachung von Sauerstoff mit Hilfe spezieller Enzyme anfangen. Diese ursprüngliche Aufwärtsentwicklung produzierte vergleichsweise 32mal so viel Energie wie die Gärung einfacher Organismen (die ohne Sauerstoff geschieht) und machte damit die Entwicklung des Lebens, wie wir es kennen, überhaupt erst möglich.

Ohne Silicium würden auch jetzt noch alle Lebensvorgänge den Stoffwechsel nach kurzer Zeit verlangsamen und schließlich ganz einstellen. Proteinsynthese würde zum Stillstand kommen. Der Stoffwechsel der Fette würde sich allerdings vermehren. Die Zellen würden praktisch ‚gemästet'. Erstaunlicherweise entspricht das in etwa der Verfettung von Krebszellen, die aufgrund von Störungen in der Nutzbarmachung von Sauerstoff geschieht. Solche Zellen leiden unter Sauerstoffhunger. Bedeutet das, daß Silicium eine Rolle in der Krebstherapie spielt? Wir werden das gleich einmal genauer beleuchten, aber erst zurück zu den Diatomeen.

Ohne Lichteinfall sollte die Fotosynthese oder die Assimilation der Diatomeen gehemmt werden. Doch das geschieht nicht. Statt dessen geben die Diatomeen Silicium ab, wodurch die Stoffwechselvorgänge wieder beginnen. So erfüllt Silicium die Aufgabe, die normalerweise das Licht übernimmt. Das weist auf die Möglichkeit hin, daß Silicium eine Notstandshilfe in schwierigen Zeiten ist, nämlich dann, wenn sich gewisse Streßsituationen ereignen. Es scheint, daß wir noch viel mehr Wunderbares von Silicium zu erwarten haben, vielleicht schon in dem dritten Jahrtausend, das vor der Tür steht. Die Bedeutung von Silicium im Meer geht auch auf den Erdboden über.

In der Erde verdünnte Siliciumlösungen üben eine Anziehungskraft auf die Membranen von Pflanzenzellen aus. Diese Lösungen reagieren schnell mit Protein, zum Beispiel in Baumwollfasern. Die Lösung macht die Faserzellen der Baumwolle stark absorbierend und adsorptionsfähig. Höhere Pflanzen bilden Siliciumeinschließungen, so wie z. B. die Epidermiszellen von gewissen Glockenblumen und Pflanzen und Gräser der Cyperaceae Familie und der Gattung Carex. Die Spitzen der stechenden Borsten an Brennesseln werden mit Siliciumsäure imprägniert oder werden zu Silikaten durch Silizifierung, so wie z. B. die gehackten Fasern des Hopfens.

Die siliciumabhängige Schöpfung des Lebens ist mehr als nur eine Hypothese. Sie wurde durch wissenschaftliche Experimente bestätigt. So wurde festgestellt, daß sich der Stoffwechsel von Diatomeen ohne Silicium verlangsamt und die Proteinsynthese zum Stillstand kommt. Normalerweise würde die Fotosynthese in lichtlosen Räumen blockiert werden, aber Diatomeen geben Silicium ab, das die Aufgabe des Lichtes übernimmt.

Dieser silizierende Vorgang,[5] der als eine Siliciumsubstanz in fester Form auftritt, ist aktiv in allen Oberflächen der Meereswogen. Er ist auch aktiv in den Gebirgen, in der Epidermis der Pflanzen, in menschlicher und tierischer Haut und an der Oberfläche ihrer Organe und Zellen. Andauernde Siliciumschöpfung ist ein großartiges Beispiel des göttlichen Schöpfungsvorgangs angetrieben von der Urdynamik aus der Unendlichkeit des Kosmos. Man fragt sich jetzt schon wie man denn eine angemessene Zufuhr von Silicium in die täglichen Lebensmittel bekommen kann?

Bezugsquellen für Silicium

Als ich noch ein kleiner Junge war, gab mir meine Mutter beständig Haferbrei zu essen. Ich haßte bald alles was mit Hafer zu tun hatte, aber sie sagte mir es sei gut für mich. Ich bin zwar in der chinesischen Astrologie ein Pferd, aber muß man in der Ernährung so offensichtlich radikale Entscheidungen treffen? Wir könnten ja anfangen Hafer zu essen. Wir könnten unseren Konsum an Zwiebeln ungemein erhöhen, selbst mit dem Risiko die empfindlichen Nasen unserer Nachbarn zu schockieren und plötzlich allein zu leben.

Zwiebeln haben den höchsten Siliciumgehalt. Analyse von Zwiebelasche bestätigt 17% Siliciumsäure. Danach kommen schon rote Rüben[6] mit 11% Siliciumgehalt. Also, rote Rüben sind zwar ein ausgezeichnetes Lebensmittel und helfen auch noch krebserzeugende Vorgänge im Körper zu hemmen, aber, sagt meine Frau: „Echte Frauen essen keine roten Rüben". Andere gute Nährquellen für Silicium sind Gerste, Hirse, Kartoffeln, Mais, Roggen, und ganzer Weizen, nur sollte man die Körner als Müsli essen, anstatt sie in Backwaren zu verzehren.

Aber gibt uns das schon genügend Silicium? Obwohl der Boden voller Silikate steckt, sind die meisten davon in einer biologisch unverwertbaren Form. Die Vorbehandlung und Verarbeitung der meisten Lebensmittel nimmt ihnen dann noch ihren ursprünglichen Siliciumgehalt, oft schon vor dem Kochen und hinterher, sagen die Amerikaner, „werfen wir das Baby mit dem Badewasser weg". So enthält gemahlenes Mehl denn auch nur noch 2% des anfänglich vorhandenen Siliciums. Das verbliebene Silicium in unseren Lebensmitteln wird zudem vom Körper nicht leicht aufgenommen. Viel davon geht durch den Verdauungsapparat, aber ist nicht bioverwendbar. Letztendlich, kann es sein, daß auch Sie Haferbrei verabscheuen?

Spaß beiseite! Um zu helfen siliciumreiche Nahrung auf den Tisch zu bringen, gebe ich nachstehend ausführliche Angaben[7] in einer Silicium Nährtabelle, die in Milligramm pro 100 Gramm (mg/100 g) ausgedrückt ist:

Äpfel 1.0
Aprikosen 1.0
Spargel 18.0
Gerste 230.0
Bohnen 2.0
Kümmel 5.0
Mohrrüben 5.0
Blumenkohl 9.0
Sellerie 4.0
Pfifferlinge 9.0
Kirschen 1.0
Mais 19.0
Stachelbeeren 3.0
Trauben 4.0
Grünkohl 2.0
Meerrettich 13.0
Salat 6.0
Hirse 500.0
Hafer 600.0
Apfelsinen 1.0
Petersilie 13.0
Birnen 2.0
Erbsen 2.0
Pflaumen 3.0
Kartoffeln 200.0
Kürbis 7.0
Raps 16.0
Rote Johannisbeeren 3.0
Rote Rüben 21.0
Roter Pfeffer 2.0
Roggen 17.0
Spinat 4.0
Erdbeeren 6.0
Sonnenblumen 15.0
Topinambur 36.0
Weizen (ganze Körner) 160.0

Man darf aber nicht vergessen, daß normalerweise siliciumhaltige Naturalien heutzutage in Böden wachsen, die mit Kunstdüngern belastet sind. Zusätzlich zum Herunterwirtschaften der Äcker, hat die Großindustrie uns schlechte, verpestete Luft beschert. Dazu kommen dann jahrelanges Sprühen mit Pflanzen- und Insektengiften. Diese langzeitige Fehlwirtschaft hat Spuren hinterlassen.

Selbst wenn man jetzt vielfach dazu übergeht, Getreide, Gemüse und Früchte wieder organisch anzubauen, so geschieht das noch immer in Böden, die seit Jahrzehnten mißhandelt wurden. So zeigte jetzt erst eine Untersuchung in Kalifornien, daß es noch Jahrzehnte dauern wird, ehe der landwirtschaftliche Boden von DDT und anderen Giftstoffen gereinigt ist. Es überrascht dann kaum noch, daß allgemein Siliciummangel in allen Systemen vorherrscht, trotz eines offensichtlichen Überflußes an Silicium auf der Erde.

Um eine angemessene Siliciumaufnahme mit der Nahrung zu gewährleisten, sollte man ernsthaft überlegen die tägliche Nahrungsaufnahme mit Siliciumzusatz aus einer puren und unverseuchten Quelle zu ergänzen, besonders auch weil unser Organismus immer mehr Antioxydationsmittel (Antioxygen) wie Silicium benötigt, um den Stoffwechsel und die Immunität gegen Erkrankung und Umweltverschmutzung zu ertüchtigen. Eine Ergänzung mit einem leicht verdaulichen Silicium, am besten also einem Gel, macht also viel Sinn, selbst wenn siliciumhaltige Lebensmittel ein regelmäßiger Teil der täglichen Diät ausmachen.

Silicium im Kraut

Die Ernährung mit organisch gezogenen, siliciumreichen Lebensmitteln kann helfen. Aber ist das genug? Unsere Ernährung enthält gewöhnlich ungenügend aufnahmefähiges Silicium. Es gibt da noch ein paar andere Ursprungsquellen für Silicium. Manche Heilpflanzen[8] enthalten ein an Protein gebundenes Silicium in kolloidaler Form. Siliziumforscher Moleschott berichtete schon im Jahr 1852, daß sein Kollege Struve 97% Silicium in Equisetum (Schachtelhalmasche) fand. Ein anderer Forscher, Brock, fand 83% Silicium im Schachtelhalm an einem kalkreichen Standort.

Unter den Heilkräutern enthält der Schachtelhalm tatsächlich ganz außergewöhnliche Mengen an Silicium. Nur eignen sich die meisten Schachtelhalmsorten mehr zum Topfputzen als zum essen, und selbst Auszüge aus der richtigen Sorte müssen für therapeutische Zwecke äußerst sorgfältig verarbeitet werden. Fremdstoffe – wie etliche Alkaloide – müssen aus dem Schachtelhalm entfernt sein, falls das darin enthaltene Silicium in therapeutischen Mengen benutzt werden soll. Leider sieht man immer mehr, daß Schachtelhalm falsch verarbeitet und benutzt wird. Und das ist der Gesundheit wenig zuträglich.

Kräuter wie Hanf, Nessel und Vogelgras enthalten auch viel Silicium. Gemäß den Forschungen durch Lindemann, enthält Knotengras (Knöterich, Gattung Polygonum) zwar Silicium, aber nur zu 0.2% löslich und 40% insgesamt zur Zeit der Knospung. Im Stadium der Verdorrung enthält es anteilig von 2% bis zu 80% Silicium. Der Gehalt an löslichem Silicium, das von tierischen und menschlichen Organismen wirklich aufgenommen werden kann, ist von einzigartiger Wichtigkeit. Befunde vom Siliciumgehalt[9] in siliciumreichen Pflanzen zeigen einen Gehalt, je nach Standort, von:

2200-5400 mg/100 g im Schachtelhalm
2680 mg/100 g in Galeopsiskraut (Hanf)
210-840 mg/100 g in Polygonumkraut (Knotengras).

Silicium in der Heilerde

Auch der Effekt medizinischer Heilerde bezieht sich auf deren Siliciumgehalt. Dieser beträgt ungefähr 58 bis 60%. Neuere Analysen zeigen sogar bis zu 65% an. Es scheint, daß der Anteil an Silicium in Heilerden die bedeutende heilende Funktion ausübt. Solche Heilerden werden auch Diatomeenerden genannt.

Wie wir inzwischen wissen, enthält der Erdboden viel Silicium als Siliziumdioxid und desgleichen mit den Diatomeen, deren Rolle wir schon eingehend besprochen haben. Trotzdem ergibt sich auch hier wieder die Grundsatzfrage der Assimilation. Wieviel von solchem Silicium kann der Körper wirklich aufnehmen? Wie sich herausstellt, wenn überhaupt etwas, so ganz wenig. Silicium muß dem Stoffwechsel in aufnahmebegünstigter Form dargereicht werden, in kolloidaler Form, die man in Angström messen kann.

Silicium im Tier

„Es gibt kein Gewebe ohne Silicium," sagte Hugo Schulz. Dieser Befund wird von dem Forscher Kobert unterstützt. Seine Studenten fanden mit Aschenanalyse Silicium in fast allem menschlichem und tierischem Gewebe. Die Gewebe von Pflanzenfressern ergaben den höchsten Gehalt an Silicium (im Blut und im Gewebe). Raubtiere zeigten den niedrigsten Siliciumgehalt. Eine Bestätigung, daß Siliciumaufnahme in die Körperzellen von der Diät abhängig ist. Mittlere Werte von Silicium sind typisch für Menschen, die Allesfresser sind. Die folgenden Werte sind sehr unterschiedlich, je nach der Feststellungsmethode. SiO_2 beträgt in mg pro 100 g in Tieren:

Tierisches Fötalgewebe		*Flaschen/Träger*	*Monceaux*	*Schweigart*
Kalb, Maus:		4.22		
Leber				690
Gehirn				410
Muskel				330
Blut:	Pferd	1.2		
	Rindvieh		14	410
	Hund		0.55	
	Kaninchen	14-32	1.26	
Kuhmilch		2.0-2.5		

Wegen der starken Schwankungen sollen die obigen Werte nur eine Vorstellung geben. Es gab da ein Problem mit dem Bemessen des Siliciumgehaltes in der früheren Datenforschung. Schon immer haben die gemessenen Werte von tierischen Geweben stark geschwankt, wegen der benutzten Laboranlagen, die fast immer mit Glas hergestellt waren. Moderne Untersuchungen von Silicium sind deswegen genauer. Entweder werden Glasanlagen im Labor vermieden, oder die Messungen kalkulieren Glasspuren mit ein.

Silicium im Menschen

Im Blut der Menschen befinden sich drei Formen von Silicium: 10% ist wasserlösliches Silicium, 60% ist mit Eiweißkörpern gebunden und 30% ist an Fette gebunden. Der kontinuierliche Verlust von Silicium im menschlichen Körper ist je nach individuellem Stoffwechsel und Ernährungsgewohnheiten unterschiedlich. Durchschnittlich beträgt diese unvermeidliche Ausscheidung ungefähr 10 bis 40 mg je 24 Stundenperiode. Diese beträchtliche und fortwährende Entfernung von Silicium aus dem menschlichen Organismus geschieht durch den Harn und den Stuhl, mit zusätzlichen Verlusten aufgrund der beständigen Hauterneuerung, dem Haarausfall und Haarnachwuchs und der Maniküre der Finger- und Fußnägel.

Der beständige und unvermeidbare Verlust von Silicium muß in ein hochwertiges Ernährungs- und Ergänzungsprogramm mit einkalkuliert werden, so daß die durchschnittliche Zufuhr von Silicium mindestens bei 10 bis 40 mg pro Tag liegen sollte.

Menschliche Asche	*Flaschen/Träger*	*Monceaux*	*Schweigart*
Augenlinse		0.2	
Bauchspeicheldrüse			30
Blut		2.4	
Dünndarm		4.6	
Fibrin (Faserstoff/Bluteiweißstoff)		30.0	
Gehirn			5.6
Herz			8
Leber	9.0		8.7
Muttermilch		0.72	
Nägel	16	360	
Nebenniere		250	
Niere			6.1
Thymusdrüse		16.2	310

Silicium in menschlichem Gewebe	*im Menschen*	*in trockenem Gewebe*
Kropf	43	
Lungen	1200	90-40
Lymphdrüsen	1200	
Nägel	360	
Milz	520	28
Sehnen	6	
Schilddrüse	8	
Nabelschnur	25-40	

Die Ausscheidung von Silicium beträgt in mg/100 cm^3 im Harn:

Hund	0.9 - 1.5
Schaf	12.0 - 17.0
Katze	0.5 - 0.7
Meerschweinchen	14.0 - 28.0
Kaninchen	11.0 - 2.7
Ratte	3.0 - 5.0

Trotz der Abweichungen kann erkannt werden, wie in Asche festgestellt wurde, daß embryonales oder sehr junges Gewebe meist höhere Werte zeigt als älteres Gewebe. Der Anteil an Silicium, der gefunden wird, ist hauptsächlich abhängig von dem Anteil an Bindegewebe, der in den getesteten Organen vorgefunden wird. Das macht Sinn, denn das größte Vorkommen von Silicium im Menschen liegt im Bindegewebe.

Die biologische Synthese des Siliciums

Während Silicium in einer feinstverteilten kolloidalen Form in den Körpern von Jugendlichen vorherrscht und stark beiträgt zu deren größerer Straffheit und Flexibilität, wird die inaktive Form hauptsächlich in den Organismen älterer Menschen in den Haaren und Nägeln abgelagert. Daraus läßt sich schließen, daß ein ständiger Siliciumstoffwechsel im Körper besteht, der im speziellen bei älteren Menschen unterstützungsbedürftig ist. Den wichtigen Gewebeaufgaben von Silicium kann nachgeholfen werden, sobald der zunehmende Verlust von Silicium im Körper offenbar wird.

Der Verlust von Silicium fällt zusammen mit kolloidaler Gewebeveränderung, speziell im Bindegewebe. Mit der Einnahme von ergänzendem Silicium, kann der Zellstoffwechsel reaktiviert werden. Die Fähigkeit der Zelle zur Teilung, d.h. Verdopplung und neuem Wachstum, kann angeregt werden. So kann damit der Alterungsprozeß im Gewebe beeinflußt werden. Neues, mit Silicium angereichertes Zellgewebe kann wieder als ein verjüngender Biokatalysator funktionieren, der den Stoffwechsel anregt. Echte Umkehr von Alterssymptomen (im Gegensatz zur bloßen Verlangsamung der Alterung) ist völlig neu in der Gerontologie. Ich werde dieses besonders interessante Feld der Forschung noch näher veranschaulichen.

Wichtige Kenntnisse über die Effekte von Silicium stammen von Experimenten[10] mit Diatomeen der Gattung Cyclotella. Die Herstellung von Chrysiasis[i] (leucosin) in einer nahrhaften Lösung, die frei von Silicium war, stoppte nach 12 bis 14 Stunden. Ohne Silicium stoppte auch die Synthese von Carotenoid nach 9 Stunden. Auch die fotosynthetische Sauerstoff(O_2)-Produktion wurde abgewürgt. Nach 6 bis 8 Stunden waren RNA, Chlorophyll und die gesamte Proteinsynthese fast völlig gesperrt. Verringerung von Glutaminsäure und die Verminderung von Lösungen die Alpha-Ketoglutarsäure enthalten, als Ausgangswerkstoff für den Proteinaufbau, geschieht vor

---

[i] auch Crysosis bezeichnet, ist die Ablagerung von Gold in der Haut und die damit verbundene Gelbfärbung.

der Blockierung der Proteinsynthese. Im Gegensatz dazu vermehrt sich Fett, d.h. Fettsäuresynthese, um 100 Prozent. Diese Befunde beweisen, daß Silicium im Stoffwechsel eng und speziell mit anderen Synthesen verbunden ist und daß Silicium eine weit wichtigere Rolle spielt, als nur ein Stabilisator für Zellwände zu sein.

Prävention als Praktikum

Ich habe schon oft, wenn auch mit unterschiedlichen Worten gehört, daß die Vorbeugung, also der eigenverantwortliche Schutz vor Krankheiten, eine teuere, zeitraubende und nutzlose Anstrengung sei. Regierungsveröffentlichungen und bestimmte medizinische Kreise freuen sich denn auch uns zu sagen, daß wir unsere Nahrung nicht mit Vitaminen und Mineralien zu ergänzen brauchen. „Schließlich", so das Argument, „können Sie nicht wissen, was Sie da verhindern mögen." Nichts könnte weiter entfernt von der Wahrheit sein. Ich übe Vorbeugung und praktiziere Gesundheitspflege seit 35 Jahren; mit beträchtlichem persönlichen Einsatz und sehr hohen Kosten, sollte ich hinzufügen.

Es stimmt. Ich wußte nicht immer genau was ich da verhinderte. Ich wollte eigentlich nur sicher sein, daß ich keine chronischen Krankheiten auf mich zog, die mich schließlich behindern, mich bettlägerig machen oder mich sogar Schmerzen leiden lassen würden. Ich kann berichten, daß mein persönliches Vorbeugungsprogramm, das kontrollierte Nahrungsaufnahme und ergänzende Mittel einschließt, für mich funktioniert.

Wir schreiben 1996. Ich bin nahezu 55 Jahre alt und bei perfekter Gesundheit. Ich bin nie krank gewesen, mußte nie ins Krankenhaus (außer als Besucher), mußte nie operiert werden. Ich sehe bedeutend jünger aus als 55 und Leute wollen mir nie glauben, daß ich so alt bin. Meines Erachtens ist dies das Ergebnis meiner Vorbeugung und sie klappt hervorragend.

Der Schlüssel im Kampf gegen den Verlust von essentiellem Silicium im Körper liegt in ununterbrochener Unterstützung, die so früh wie möglich anfangen sollte. Man sollte Siliciumergänzung so betrachten wie die Vorausplanung für das Alterseinkommen. Da fangen wir ja auch im Alter von 20 Jahren an zu sparen, um genügend Ersparnisse angesammelt zu haben wenn wir die 65 erreichen. Kontinuierliche Ergänzung verspricht die beste Verhinderung von Mangelerscheinungen. Sogar ohne merkliche Mangelerscheinungen an Silicium, wie z.B. trockene, faltige Haut, stumpfes, lebloses Haar und brüchige Nägel, sollte Gesundheitsvorsorge praktiziert werden. Sie mögen nicht wissen, was Sie jetzt an Erkrankungen verhindern, aber falls Sie im Alter voller Elan sind, bekommen Sie eine Ahnung was Sie verhindert haben. Sind Sie bereit Ihre Langlebigkeit Ihrer Regierung anzuvertrauen?

Neubeginn im Alter dank Vitamin C und Silicium

Beweise für ein anderes lebenswichtiges Ergänzungsmittel, Vitamin C, zeigen warum langfristige Ergänzung die beste Vorbeugung ist. 1992 berichtete die nordamerikanischen Presse, daß Linus Pauling, der bekannte zweifache Nobelpreisträger[i] ärztlich behandelt wurde, wegen eines Adenokarzinoms der Prostata. Berichterstatter amüsierten sich auf Kosten von Pauling, daß er trotz seiner enormen Aufnahme des 300fachen Tagesbedarfes an Vitamin C, dem Krebs erliege. Pauling behauptete nämlich, daß große Dosen von Vitamin C helfen, den Ausbruch von Krebs zu verhindern. Dementsprechend nahm er täglich 18.000 mg Vitamin C 25 Jahre lang ein. „So," sagen wir jetzt, „daraus können wir nur schließen, daß er trotz seines ungeheuren Vorbeugungsprogramms Krebs bekam und daß fortwährende Ergänzung mit Vitamin C demzufolge nutzlos ist."

Ja, aber im Jahre 1992 vollendete Linus Pauling sein 91stes Jahr auf Erden. Angesichts dessen bleibt sein persönliches Ergänzungsprogramm ungeheuer beeindruckend. Pauling schlug die durchschnittliche Lebenserwartung nordamerikanischer Männer um monumentale 20 Jahre! Seine Ärzte berichteten von einer sehr guten Reaktion auf die Krebstherapie. Pauling's Immunsystem reagierte so gut auf die Krebstherapie, daß sein Adenokarzinom der Prostata von seinen Ärzten als geheilt betrachtet wurde. Schließlich starb Pauling friedlich im Alter von 93.

Es ist bemerkenswert, daß das Enzym, das im Körper erforderlich ist, um Collagen (eine Voraussetzung für den erfolgreichen Aufbau der meisten Knochen) zu bilden, Vitamin C enthalten muß. In Abwesenheit von Vitamin C wird dies Enzym funktionsgestört. Diese Funktionsstörung war den britischen Matrosen vor Anbeginn des späten 18. Jahrhunderts ein sehr geläufiges Problem. Auf den langen Seereisen entwickelten die Briten Skorbut infolge von Vitamin C Mangel durch ihre Trockenrationen. Auf den Vorschlag von James Lynd wurden ihren Rationen Saft von der Zitrusfrucht Limone (englisch: Lime) hinzugefügt. Britische Matrosen wurden somit die berühmten „Limeys", aber fortan fielen ihnen die Zähne nicht mehr aus. In Kapitel Fünf, mit dem Untertitel, *Die Ursache im Kieselstein*, auf Seite 53, wird die wichtige Verbindung zwischen Vitamin C, dem Enzym für die Herstellung von Collagen, und Silicium (!) aufgedeckt.

---

[i] 1954 Chemienobelpreis für seine Arbeit mit Vitamin C; 1962 Friedensnobelpreis.

Kolloidales Altern = Feudales Altern

Falls das Werbung für Vitamin C im Kampf gegen das Altern war (oder indirekt für Kohlenstoff!), gibt es noch eine überzeugendere Reklame, anhand von wissenschaftlichem Beweismaterial von der altersbekämpfenden, antidegenerativen, verjüngenden Wirkung von Silicium im menschlichen Collagen und überhaupt im gesamten Bindegewebe. Alles Vitamin C der Welt kann das Wachstum von Bindegewebe nicht stimulieren, wenn Silicium nicht in ausreichenden Mengen gegenwärtig ist[i]. Alles Gewebe im Menschenkörper ist ein kompliziertes System aus Kolloiden[11]. Die Kolloide bilden sich zwischen den angrenzenden Oberflächen der inneren Gewebe. Jedes Kolloid hat die Neigung seine Teilchen mit fortgeschrittenem Alter zu vergrößern. Das bedeutet, daß es Wasser abspaltet, ein Vorgang der Synärese genannt wird und dadurch seine verfügbare reaktionsempfängliche Oberfläche vermindert.

Gewebeschwellung ist von größter Bedeutung für das biologische Funktionieren von Proteinstrukturen, besonders für die Fasern aus Collagen im Bindegewebe und in Muskelfasern. Durch Aufschwellung können mehrere hundert Prozent des Proteingewichts an Wasser absorbiert werden. Polar konstruiertes Material der Hydrotropie, wie z.B. Harnstoff (Urea), Thioharnstoff, und besonders Silicium, fördert diese Art wünschenswerter Schwellung.

Angeregt von der Kolloidforschung von H. Fischer, studierten die beiden Forscher O. Scholl und K. Letters im Jahre 1959 den Einfluß von löslichem, niedrigem molekularen Silicium auf die Wasserbindungsfähigkeit von Protein. In einer Serie von Experimenten wurde eine normale Basis-Protein-Säure-Mischung mit Salzsäure durchströmt. Natriumkaseinat mit einem Wassergehalt von 67% wurde saturiert, bis 70% der Mischung aus Salzsäure bestand.

Aber schon im Jahr 1935 stabilisierte der Forscher W. Moninger proteinhaltigen Schaum mit kleinen Mengen eines Sols von Silicium. Dies ist möglich durch den Film von Wasser zwischen den beiden monomolekularen Proteinschichten. Das Wasser bindet sich mit Protein in einer Schwellung. Das verhindert das Ablaufen von Wasser und erhöht deswegen die Stabilität. Dieser Siliciumeffekt, sagt Moninger, „kommt von der Fähigkeit des positiv geladenen Proteins, mit dem negativ geladenen Sol des Siliciums während der Entladung und Verteilung zu reagieren.“

Diese Reaktion ist bekannt als „opalisierende Erscheinung.“ Aus diesem Grund kann alte Haut vorzüglich von Silicium beeinflußt werden. Forscher Saller bestätigte das: Je

---

[i] natürlich ist das gleiche Argument auch umgekehrt wahr: Silicium braucht Vitamin C für enzymatische Tätigkeit.

jünger der Mensch, desto höher das Siliciumvorkommen im Organismus. Saller schreibt deswegen Präparaten aus Silicium eine heilende Kraft bei Alterserscheinungen zu. Niedriges molekulares Silicium in einer einprozentigen kolloidalen Form[12] stabilisiert die Wasserbindungsfähigkeit.

Deswegen hängt die Verhinderung vorzeitigen Alters zu einem gewissen Grad davon ab die Wasser- und Proteinkombination zu begünstigen. Im Alterungsprozeß „entquellt" das Protein im lebenden Gewebe und die Oberflächen schrumpfen. Dies führt zur Aufhebung von Enzymaktivität. Sobald die Teilchen sich vergrößern, steht weniger Wasser zur Verfügung. Deshalb ist der Prozeß von Gewebealterung hauptsächlich eine physische Veränderung von kolloidalem Protein. Was passiert ist eine Reduzierung der Größe der „inneren Fläche". Es ist aber gerade die innere Zelloberfläche oder das Grenzgebiet, das die Basis für die Lebensvorgänge bildet.

Ein Vermindern der Innenfläche begrenzt und hemmt diese Lebensvorgänge. Der hauptsächliche Prozeß des natürlichen Alterns geschieht durch solch typische, kolloidale Geschehnisse. Es handelt sich dabei um ein Austrocknen von Zellprotein und Flockung (eine Art von Anhäufen) und gewissen Gerinnungserscheinungen. Diese verursachen veränderte Diffusion und Osmose in den Membranen. Dies alles erinnert nun an die kolloidale Schwellung, die im Aufbau von Silicium beobachtet wird. Kann Silicium dann den Altersprozeß umkehren? Was meinen Sie?

Es wurde festgestellt, daß bei Alterserscheinungen wie Arteriosklerose, eine Erhöhung von Silicium im Blut von nur einem Prozent kolloidalem Silicium eine „Verjüngung" des Proteins der Gefäßwand hervorrief. Der Blutdruck ging herunter, die Lymphozyten und Phagozyten wurden bedeutend vermehrt.[13] Solche Befunde beweisen immer mehr, daß Siliciumgel das menschliche Immunsystem stärkt.

In artverwandten Tierversuchen wurde eine starke Erhöhung der Zahl von Lymphozyten und Phagozyten erreicht, wie von J. Mezger berichtet. Man muß dabei verstehen, daß beide dieser Zellkategorien die allerwichtigste Beziehung zu den Lymphdrüsen haben. Deswegen ist Silicium ein gutes Heilmittel für lymphatische Diathese (Anfälligkeit) und auch für Tuberkulose der Lymphdrüsen am Hals. Bei frühen und späten Skrofulosen (tuberkulöse Haut- und Lymphknotenerkrankung bei Kindern) tritt häufig vermehrter Speichelfluß (Salivation) auf. Bei betroffenen Erwachsenen geht die Salivation gewöhnlich während des Schlafes vonstatten und ist feststellbar durch ein feuchtes Kissen.

Bei betroffenen Kindern wird dies als „Sabbern" bezeichnet. Das feuchte Kissen wird auch oft beobachtet bei dem parallelen Ereignis von Kopfschweiß bei Kindern. Silicium beeinflußt das sehr positiv, wie von Siliciumforscher Hermann Hädeler berichtet wird. Ein zusätzliches Verschreiben von Kalziumphosphat ist oft bei Kindern notwendig, weil Knochen- und Drüsenwachstum und Entwicklungsstörungen eine Rolle bei Kindern spielen.

Die Neue Wissenschaft der Verjüngung

Homo sapiens absolutes Höchstalter ist immer gleich geblieben und wird mit 120 Jahren angegeben. Der kürzlich entdeckte mumifizierte Körper eines alten österreichischen Schäfers, der in den Alpen an der italienischen Grenze gefunden wurde, zeigte eine erstaunlich *gesunde* Leiche. Die Mumie entpuppte sich als „gut bejahrt", aber „mit guten Zähnen". Es scheint, als sei dieser Schäfer der Antike tödlich verunglückt. Dieser anthropologische Gesundheitsbefund eines Schäfers im Alter von vielleicht 40 Jahren hebt sich scharf gegen die durchschnittliche Lebenserwartung seines Zeitalters ab.

In den Höhlen der Morgendämmerung menschlicher Geschichte herrschte eine durchschnittliche Lebensspanne von vielleicht 20 Jahren, größtenteils infolge unhygienischer Zustände und der Verwüstung häufiger Kriege zwischen den Stämmen. Über die Jahrtausende verbesserte sich das kaum, weil sogar mit der Gründung von Staaten eine hohe Säuglingssterblichkeit und Infektionskrankheiten viele Menschen in ihrer Blüte töteten. In den Tagen des Römischen Reiches hat man sich aus ähnlichen Gründen noch glücklich geschätzt ein Alter von 22 Jahren zu erreichen. Sogar noch um 1900 lag das durchschnittliche Sterbealter bei 40.

Heutzutage liegt die durchschnittliche Lebensdauer im Westen irgendwo zwischen 75 und 80 Jahren. Sie steigt ständig an durch gesundheitliche Vorbeugungsmaßnahmen, Diätergänzung und medizinische Fortschritte. Wir neigen auch dazu länger zu leben, weil wir weniger Angst haben alt (und schutzlos!) zu werden. Daß viele Eltern ihre Kinder erst später im Leben bekommen, hilft auch biologisch die Langlebigkeit zu erhöhen. Wenn sich diese aktuellen Trends so fortsetzen, werden die Menschen ein Durchschnittsalter von 85 Jahren bis zum Jahr 2000 erreichen, infolge optimaler Ernährung und erhöhter Körperertüchtigung. Einige Projektionen sehen uns in nicht so ferner Zukunft schon 100 Jahre im Durchschnitt alt werden. Andere Vorhersagen der durchschnittlichen Lebenserwartung sind sogar noch optimistischer.

Obwohl das Phänomen der Langlebigkeit noch vor kurzer Zeit jenseits menschlichen Verständnisses lag, scheint jetzt eine überraschend einfache Erklärung möglich zu sein. Die Langlebigkeit scheint von unseren Genen geregelt zu werden, über die die Wissenschaft eine immer bessere Kontrolle erreicht. Die Gerontologie, die „Wissenschaft der Verjüngung", wie ich es nenne, verzeichnet immer größere Erfolge. Enorme Erhöhungen der Langlebigkeit – z.B. eine Verdoppelung der normalen Lebensspanne – werden bereits bei Tieren erreicht, wenn ihre Nahrungsaufnahme scharf eingeschränkt wird. Diätkontrolle, also stark verminderte Nahrungszufuhr, scheint den Körper gegen seine eigene Alterschemie zu wappnen.

Im Moment wird viel berichtet über das Wachstumshormon DHEA (Abkürzung für Dehydroepiandroste), welches angeblich Alterseffekte umkehrt und gegenwärtig getestet wird. Anscheinend setzt das Altern ein, wenn der Körper nach und nach dieses

Hormon nicht mehr bilden kann und das fängt im Alter von 30 Jahren an. Im Alter von 50 Jahren liegt der Anteil in der Regel nur noch bei 30% DHEA im Vergleich zu jungen Menschen. Dieser Verlust kann angeblich eine große Gesundheitsverschlechterung verursachen.

Frühe Testresultate mit DHEA-Einspritzungen bei älteren Menschen waren überraschend erfolgreich, jedoch kann nicht ausgeschlossen werden, daß es noch unerwünschte Nebenwirkungen geben wird, was oft der Fall ist. Eine der unerwünschten „Nebenwirkungen" zunehmender Langlebigkeit ist es, daß gewisse Altersgebrechen zunehmen. So wird versprochen, daß wir älter werden können, aber können wir die Flexibilität der Jugend zurückgewinnen und den Elan wiederfinden, der das Leben lebenswert macht? Welche aktuellen Chancen hat die Gewebeverjüngung? Wie steht es um die steigende Zahl degenerativer Erkrankungen? Können sie zum Stillstand gebracht werden?

Dies wird die größte Hürde der Gerontologie werden. Doch Hilfe ist unterwegs, mit der Prämisse, daß das Altern nicht selbst eine Krankheit ist, sondern daß es den Körper empfindlicher macht. Silicium, der Stoff den Säuglinge im Übermaß besitzen, kann auch im Alter neue Körperelastizität verleihen. Mit genügend Silicium im Bindegewebe, das auch die Knochen einschließt, können wir noch genug Schwung aufbringen, um tatsächlich vor Freude zu hüpfen, wenn wir unseren 100sten Geburtstag feiern. Es ist bekannt, daß der Siliciumgehalt im lebenden Gewebe seinen höchsten Stand während der embryonalen[14] Entwicklung erreicht. Das weist auf einen verjüngenden Effekt von Silicium. Um nun herauszufinden ob es wirklich an dem ist, müssen wir den embryonalen Urstoff, das Plasmaprotein betrachten und die Reaktionen und Beziehungen zu Silicium näher beleuchten.

Die Befähigung des Körpers Wasser zu binden

Plasmaproteine können sich mit Säuren und mit Basen kombinieren. Sie haben also die Fähigkeit *amphoter* zu sein; sich sowohl als Säure als auch als Base zu verhalten, je nach dem pH-Wert der Lösung in der sie sich befinden. Plasmaproteine, die Supermoleküle bilden können, sind als Albuminkörper gekennzeichnet. Es handelt sich um kolloidale Proteine, die hauptsächlich von Aminosäuren aufgebaut werden. Albumine gerinnen bei Hitze und sind wasserlöslich.

Albuminkörper, wie Eiweiß, Blutplasma, und Milch, können große Mengen von Wasser in ihrer Verbindung aufnehmen und halten. Dies verleiht ihnen die Fähigkeit sich zu erweitern. Albumine bilden etwa die Hälfte aller Proteine im Blutplasma und spielen eine bedeutende Rolle bei der Erhaltung der richtigen Verteilung von Flüssigkeit zwischen dem Blut und den umgebenden Geweben. Diese Fähigkeit, das Flüssigkeitsgleichgewicht aufrechtzuerhalten, ist entscheidend für den Körper. Wenn der Aufbau von Albuminen im Blut abfällt (das geschieht z. B. bei fortgesetztem Hungern[i]), halten die Gewebe das Wasser und Gewebewassersucht (Ödem) tritt ein. Das bedeutet, daß die wichtigste Vorbedingung für die biologischen Vorgänge die im Zellplasma geschehen die Fähigkeit ist, Wasserverbindungen und die resultierende Schwellung von Albuminkörpern zu vervollkommnen. Das Verhältnis von Basen zu Säuren innerhalb der Proteine beeinflußt diese Schwellfähigkeit. Kann sie angeregt oder verstärkt, bzw. zur Vervollkommnung gebracht werden?

Die günstigste Kombination für eine Albumin- und Wasserverbindung ist gegeben, wenn der Gehalt an Natriumchlorid bei 0.9% liegt. Die höchste Schwellfähigkeit von Albuminkörpern resultiert aus Hinzufügung von nicht mehr als 70% Salzsäure. Die Salzsäure ist notwendig, um den alkalischen Zustand des Proteins zu neutralisieren. Auf diese Weise können mehr als 400% als Wasserverbindung kombiniert werden.

In diesem Zustand kann das kolloidale Albumin sogar anderweitig nicht wasserlösliche Fette, (Lipoide, Cholesterin) und Ester auflösen. Die hydratisierte oder wasserbindende Fähigkeit von zellplasmatischen Substanzen wird durch eine ausgeglichene Säure-Basen-Albumin-Beziehung kontrolliert. Diese Beziehung ist von elementarer Wichtigkeit bei den fundamentalen Vorgängen in den Zellen. Der Abbau, Aufbau und die Enzymreaktionen im Zellstoffwechsel kann mit Spitzenkapazität nur im Protein stattfinden, das hoch hydrathaltig, also stark mit Wasser verbunden ist.

Wenn der Körper altert, führt die ständige Anhäufung von Giften, Bakterien und krebserzeugenden Stoffen schließlich zu einer Störung der hydratisierenden Fähigkeit von Albumen. Dies wiederum führt zu einer strukturellen Auflösung mit allen daraus resultierenden Erscheinungen des Schrumpfens. Im lebenden Gewebe geschieht dieses als Gerinnung, Verhärtung und Blutdruckerhöhung. Das sind ja auch die geläufigen Symptome des Alterns, das wir bekämpfen wollen. Bevor wir uns nun für die richtige „Verjüngungskur" entscheiden, müssen wir noch ein bißchen tiefer in die Lebenschemie blicken.

In einer Lösung hat ein Proteinmolekül eine dreidimensionale kugelförmige Struktur. Proteine werden aus Ketten von Aminosäuren gebildet. Diese Aminosäuren fallen in zwei Kategorien: hydrophil (wasseranziehend) und hydrophob (wasserabweisend). Hydrophile Teile von Molekülen, die beim molekularen Abbau Überbleibsel sind, halten sich meistens an der Oberfläche von Molekülen auf und stehen dem Lösungsmittel (Wasser) nah. Hydrophobe Überbleibsel befinden sich meistens im Inneren des Moleküls, soweit wie möglich weg von dem Lösungsmittel (Wasser). Die für die Schwel-

[i] Hungern sollte nicht mit Fasten verwechselt werden. Hungern schwächt. Fasten, insbesondere Saftfasten, reinigt und belebt. Mein Buch ***The Joy of Juice Fasting*** ist so ein Führer in das Fasten zur Verjüngung, Reinigung und Gewichtsverlust.

lung verantwortliche hydrophile Anziehungskraft wird durch die Gegenwart von polar erbautem hydrotropischem Silicium unterstützt, das die Schwellung fördert und dadurch das Schrumpfen, Gerinnen und Verhärten von Geweben verhindert.

„Der scharfsinnige Leser, der fähig ist
zwischen den Zeilen zu lesen,
was da nicht geschrieben steht,
aber nichtsdestotrotz inbegriffen ist,
wird fähig sein
sich eine Vorstellung zu machen“

Johann Wolfgang von Goethe
(1749-1832)

KAPITEL VIER

Kultivierte krankheitslindernde Kristalle

Heile mit Weile und nicht in Eile

Der Kernpunkt des Strebens nach Gesundheit hat sich wesentlich verändert. „Heilen Sie mich schnell, Doktor“ ist durch „Wie kann ich es verhindern?“ ersetzt worden. Ein gutes Beispiel finden wir in der Tatsache, daß die moderne Medizin für Herzkrankheiten jetzt endlich den vorbeugenden Wert des regelmäßigen Essens von Nüssen anerkennt, wie es von den „Gesundheitsfanatikern,“ den Adventisten der Sieben Tage schon seit Jahren praktiziert wird.

Nach erfolglosen Versuchen, degenerative Krankheiten mit Chemietherapie zu „kurieren“, veranlassen uns zu viele Nebenwirkungen, zunehmend dazu bessere Wege der Heilung zu finden. Die beste Therapie ist immer noch die Ernährung! Die Ernährung ist die natürliche Medizin von heute, sowohl zur Vorbeugung als auch zur Heilung. Aber warum müssen wir immer wieder neu lernen, daß unsere Nahrung unsere Medizin sein muß und daß unsere Medizin in unserer Nahrung zu finden ist?

Angefangen im Mund

Silicium ist das Mittel der Wahl für Erkrankungen der Mundhöhle und des Rachens. Diese Erkrankungen schließen Mandelentzündung, Zahnfleischerkrankung, Rachen- oder Luftröhrenkatarrh[15] ein. Vergrößerte Lymphdrüsen im Kehlkopf, Ozäna (im Volksmund: Stinknase = Ausfluß stinkender Stoffe aus der Nase), chronische Pharyngitis (Rachenkatarrh) und Laryngitis, Vereiterung der Nebenhöhlen, Mastoiditis (Warzenfortsatzentzündung), Erkältungen, Mittelohrkatarrh und Eburnifikation (Knochenverhärtung) gehören alle dazu und sprechen alle gut auf Siliciumbehandlung an.

Die oberen Atemwege reagieren gut auf Siliciumbehandlung. Die beste Art es anzuwenden, ist es als Mundwasser zum Abspülen von Zunge, Zahnfleisch, Gaumen und Mandeln zu benutzen und es dann zusätzlich einzunehmen, um die Wirksamkeit von innen zu ergänzen. Spülungen des Rachens mit Silicium sind auch gut für Laryngitis. Wegen der heilenden Wirkung auf das Lymphgefäßsystem, kann Silicium auch helfen Schwellungen der Lymphknoten in der Kehle zu reduzieren. Das Einnehmen von Silicium ist außerdem eine gute Mithilfe bei der Behandlung von Mittelohrentzündung.

Kräftige Zähne

Mundspülungen mit Silicium sind auch angebracht in Fällen von Gingivitis oder Ulitis (Zahnfleischentzündungen), beim Bluten von Zahnfleisch und zur Vermeidung von Karies. Indem es den Zahnbelag härtet, hilft Silicium Karies zu verhindern und die Zähne zu schützen. Silicium hilft zudem Zahnfleischschwund (Parodontose) vorzubeugen. Der beste Erfolg um Zahnfleischschwund zu verhindern kann, wie von Siliciumforscher Kober bestätigt wird, mit einer Zahnpasta erzielt werden, die schon mit Silicium hergestellt ist. Kober berichtete von einer eindrucksvollen Besserung von Zahnfleischentzündungen bei 43 Patienten nach 4 bis 5 Tagen Putzen mit Siliciumpaste oder Gel. Mit dieser Zahnpflege wurde auch das Auftreten von Karies verringert. Wo es eine Siliciumzahnpaste nicht zu kaufen gibt, kann man die Zähne und das Zahnfleisch im Anschluß an die Benutzung einer gewöhnlichen Zahnpasta mit Siliciumgel abbürsten. Das stärkt Zähne und Zahnfleisch. Man drückt einfach ein wenig Siliciumgel auf die Zahnbürste und bürstet behutsam Zähne und Zahnfleisch für einige Minuten.

Das tägliche Spülen mit wasserverdünntem Silicium im Mund über mehrere Minuten ist ebenfalls wirksam. Zu diesem Zweck und zum Gurgeln und Ausspülen nimmt man zwei Eßlöffel Siliciumgel und verdünnt es mit vier Eßlöffeln lauwarmem Wasser. Dann mit der Mischung eine Minute lang spülen oder gurgeln, danach ausspucken, aber nicht mit klarem Wasser ausspülen, so daß etwas Silicium im Mund verbleibt.

2 Eßl. + 4 Eßl. Wasser, 1 Min spülen
gurgeln ausspucken

Verschnaufpause fürs Atemholen

Die Elastizität von Lungengewebe und dessen Funktion hängt auch von Silicium ab. Deshalb ist Silicium unentbehrlich als Basistherapie für Erkrankungen der Lungen- und Atemwege. Es wird von Naturärzten oft empfohlen, weil es gleichzeitig auch noch das Immunsystem stärkt. Somit ist es nicht verwunderlich, daß Silicium ganz besonders wichtig ist bei Lungentuberkulose. Wenn Silicium andere, vom Arzt verschriebene Medizin unterstützt, isolieren sich die Erreger von Tuberkulose in der Lunge sehr viel schneller.

Silicium kann auch eine konventionelle Therapie für andere Lungenerkrankungen gut ergänzen. Bei Bronchitis wirkt Silicium entzündungshemmend. Es fördert den Schleimfluß und reduziert den Husten. Ähnlich werden die Organe der Atmung, Husten und Auswurf verbessert. Die Heilung wird durch die von Silicium gesteuerte Erneuerung der Schleimhäute beschleunigt.

Therapie für Tuberkulöse

In Rußland wird Tuberkulösen als altes Volksheilmittel ein Püree aus Hirsekörnern verabreicht. Die Siliciumforscher Kobert und Gonnerman fanden heraus, daß 20 g trockener Hirsesamen fast 100 mg lösliche Siliciumzusammensetzungen enthält! Silicium ist das klassische Heilmittel für Tuberkulose. Es regt das interstitielle Zwischenraumgewebe zur Induration, d.h. zu faseriger Verhärtung an und zum Einkapseln des tuberkulösen Brennpunkts.

Es ist noch gar nicht so lange her, da dachte die Schulmedizin sie hätte die Tuberkulose gänzlich vertrieben. Dem ist leider nicht so. Tatsächlich ging die Tuberkulose für einige Zeit zurück, aber stieg z.B. in den USA im Jahre 1992 wieder an. Die Stadt Atlanta in Georgia verzeichnete eine 50prozentige Zunahme von Fällen. Andere Städte in den USA wie Newark in New Jersey und New York verzeichneten ebenfalls einen Anstieg der TB-Fälle. Diese Rückkehr der Tuberkulose wird teilweise dem Anstieg von AIDS und teilweise der steigenden Armut und einem damit verbundenen Mangel an Hygiene zugeschrieben. Es kann leicht noch schlimmer werden, denn die Rattenbevölkerung von New York ist enorm angewachsen, angeblich auf etwa 7 Millionen Ratten! Anderswo in der Welt, auch in Deutschland, haben sich die Ratten bedrohlich vermehrt. Wir sollten uns ins Gedächtnis rufen, daß die Pest, die im Mittelalter fast die Hälfte der europäischen Bevölkerung umbrachte, von Ratten verbreitet wurde!

Aber allen Gesundheitsproblemen kann man die schlechte Ernährung voranstellen! Dies ist bestätigt durch die Tatsache, daß immer mehr Kinder unter fünf Jahren der Tuberkulose erliegen. Die meisten gesunden Menschen, mit normal starker Immunität, bekommen nie die Krankheit, obwohl sie Träger des Bazillus sind. Diese Umstände weisen auf die dringende Notwendigkeit einer konzentrierten Ernährungstherapie hin.

Silicium ist das beste Heilmittel für Tuberkulose, in Fällen wo ein nachweisbarer Siliciummangel um 50%[16] existiert. Siliciumforscher A. Charnot fand einen niedrigeren Siliciumspiegel in zu Tuberkulose neigenden Meerschweinchen, als in aufnahmebereiten Tieren, wie z.B. Eichhörnchen und Ziegen. Zusätzlich muß erwähnt werden, daß ein fast völliger Siliciummangel in den Knochen von Tuberkulösen besteht. Ein starker Siliciummangel existiert auch in den Lungengeweben Tuberkulöser. Die Siliciumeinlagerung ist vermindert und das Bindegewebe der Lunge verliert die Widerstandsfähigkeit gegen eine krankhafte Gewebefusion, die vom Tuberkelbazillus[17] hervorgerufen wird. Dynamische Siliciumtherapie erzielt eine heilende Wirkung auf das interstitielle Bindegewebe (Gewebezwischenräume). Das wiederum führt zu faseriger Verhärtung (Induration) und Gewebevermehrung und führt schließlich zur Einkapselung des Krankheitsherdes.

Die „silizierende" oder auch „verkieselnde" Therapie für Lungentuberkulose geht auf Schurz und Robert zurück, welche die Therapie schon 1917 empfahlen. Das befallene Lungenareal gewinnt schließlich die Kraft neues Bindegewebe zu bilden und die Gewebegebiete zu heilen, die in Mitleidenschaft geraten sind. Das ist auch von den Siliciumforschern B. von Kühn und Baumeister bestätigt worden, die eine gleiche oder ähnliche Kennzeichnung entwickelten.

Erkrankungen der Verdauungswege

Silicium ist vorteilhaft für die Behandlung von Nieren- und Blasenleiden und Entzündungen und kann Nierensteine verhindern. Silicium vermehrt die Harnausscheidung bis zu 37%. Wegen seiner entzündungshemmenden, desinfizierenden und absorbierenden Wirkungen, verbessert Silicium die Heilung von gastrointestinalem Katarrh, Geschwüren, die von Bakterien verursacht werden, und manchmal sogar Hämorrhoiden.

Die Anwendung von Siliciumkompressen auf hämorrhoidales Gewebe beschleunigt den Heilungsablauf. Die Behandlung mit Kompressen aus Silicium sollte über Nacht fortgesetzt werden. Erkrankungen von Magen und Dünndarm, wie z.B. Dyspepsie, Blähungen, Durchfall, Darmkatarrh (Enteritis), Dickdarmkatarrh (Kolitis), und Zwölffingerdarmgeschwüre reagierten vorzüglich auf eine Siliciumtherapie.

In seiner Arbeit von 1948 über Leibfleckfieber (Typhus) und kolloidales Silicium schrieb W. Ruge in der Schweizerischen Medizinischen Wochenzeitschrift, daß schon bei gesunden Menschen kolloidales Silicium als ausgesprochen appetitanregend fungiert und auch zur Vermehrung der weißen Blutkörperchen führt, also die Immunität stark anhebt. Beide dieser Effekte hängen von der Anregung des retikuloendothetialen

Gewebes und Aktivierung des Lymphsystems ab. Wie alle Lymphdrüsen, haben die einzelnen Drüsenbläschen, Follikel oder Drüsenbalge und die Peyer's Plaques (zusammenwachsende Lymphknoten) der kleinen und großen Eingeweide einen hohen Gehalt an Silicium. Der größte Gehalt an Silicium aber, der im menschlichen Körper gefunden wird, ist in den Drüsen, wo Silicium anscheinend für die Entwicklung bestimmter Effekte und für die Aktivierung der Phagozyten und ähnlicher Gewebeelemente benötigt wird.

Sogar schon vor den Befunden von Ruge sagte Auer, Oberarzt für Innere Medizin in Frankfurt, Main, daß er Typhuszustände mit Silicium in den Dreißiger Jahren erfolgreich behandelt hätte. Baumeister empfahl Silicium gegen Beschwerden von Zwölffingerdarmgeschwüren. Innerhalb von einundzwanzig Tagen trat Erleichterung ein und bei Gastritis bereits nach vier Tagen. Furunkel, Umlauf (Panaritium), Nagelgeschwüre und Brandwunden heilten aus mit Siliziumbehandlung. Nasse Ekzeme[18] und Ulkus cruris, auch Weißfluß (Leukorrhöe) und Mastitis (Brustdrüsenentzündung) heilten aus. 1949 konnte der Forscher H. Mahr die zervikale Drüsentuberkulose eines jungen Mannes treffend beeinflussen.

Der Siliciumforscher K. H. Neuhoff erzielte mit Silicium eine erfolgreiche und vollständige Schmerzerleichterung in acht bis vierzehn Tagen bei Patienten mit verschiedenen Formen von Magenkrankheiten. Saller, der die heilende Wirkung von Silicium der Abhängigkeit von angemessenen Reaktionen des Bindegewebes auf Stimulation zuschreibt, bestätigte dies. Chronischer Magenkatarrh (Gastritis) mit wiederholter Schleimhautentzündung wurde rasch gebessert. Dieser komplizierte Zustand chronischer oder akuter Gastritis führt oft zu qualvollen Konditionen wie Gasbauch, Flatulenz, Meteorismus oder Blähsucht, die das Herz beklemmen, durch einen zu hohen Druck auf die Körpermitte. Es mag erstaunlich klingen, aber Herzattacken können von solchen verschlimmerten Formen von Meteorismus ausgelöst werden.

Freiere und frohere Frauen

Frauen haben einige sensible Probleme, bei denen Silicium behilflich sein kann. Orale und lokale Siliciumbehandlung hat sich wirksam bewiesen bei Ausfluß, Abszessen und Geschwüren im Intimbereich und am Gebärmutterhals. Es wurde auch als wirksam befunden bei Mastitis, einer Entzündung der Brustdrüsen und der Brüste.

Das ist eine besonders gute Nachricht für stillende Mütter. Das Thema Brüste wirft eine heikle Frage auf, die ich wegen einer Ähnlichkeit in der Terminologie erklären will, obwohl diese Probleme der Wortverwechslung mehr in englisch sprechenden Ländern auftauchen.

Der alberne Silikonschreck und die Silikose

Ein wichtiger Unterschied besteht zwischen Silicium in der Form eines wasserlöslichen Siliciums und Silicium als Teil einer Formel für ein umstrittenes Mittel der Implantation im ästhetischen Aufbau von Frauenbrüsten. Unter dem Namen *Silikon* ist es momentan der Brennpunkt öffentlicher Kontroverse besonders in Nordamerika. Wir müssen hier also erst mal festhalten, daß Silikon – in moderner Version auch ‚Silicon' geschrieben – in Körpergeweben natürlich nicht vorkommt, sondern es wird von Spezialärzten und kosmetischen Chirurgen in die Frauenbrüste eingepflanzt. Und hier kommt das Problem der Verwechslung. Das Wort *Silicium* ist auf englisch „silicon[i]", während das deutsche Wort *Silikon* (oder *Silicon*) im Englischen als „silicone" erscheint. Wie wir sehen, der kleine Zusatz von nur einem „e" am Ende macht die Wortverwandtschaft für die englisch sprechende Welt sehr verwirrend, denn trotz der starken Wortähnlichkeit der Benennungen (silicon und silicone) zeigt sich der wesentliche Unterschied ganz eindeutig beim Einsetzen der entsprechenden chemischen Formeln.

Anders als Si (Silicium), das in natürlicher Zusammensetzung Verbindungen bildet wie SiO_2 (Siliciumdioxid) oder H_4SiO_4, (die Siliciumsäure des Siliciumgel), ist R_2SiO (Silikon) ein industrieller Polymer, worin das ‚R' ein Atom von Kohlenwasserstoff anzeigt. Verbindungen mit Kohlenwasserstoff (ein Produkt der Ölindustrie) sind verdächtigt krebserzeugend zu sein. Ein viel besserer und natürlicherer Weg der Brustverschönerung ist ganz einfach: Ergänzung mit Silicium. Das hilft gleichzeitig beschädigtes Gewebe wiederherzustellen und nicht nur die Straffheit, sondern auch die Gesundheit der Brüste zu bessern.

Es gab auch ein medizinisches Problem mit Silicium in der Form von Siliciumstaub, der hauptsächlich von Bergarbeitern in Siliziumminen eingeatmet wurde. Die daraus resultierende Lungenerkrankung ist als ‚Silikose' bezeichnet. Aber wiederum hat Siliciumstaub nun wirklich nicht mehr mit dem Nährstoff Silicium zu tun als das fabrizierte Produkt der Implantation: Silikon.

Siegreiches Silicium im Krebskampf

Das in Erscheinung treten von Krebs geschieht hauptsächlich in mittleren Jahren und im Alter, wenn der menschliche Körper immer weniger Silicium enthält. Die Aktivierung der Körperverteidigung, die beim regelmäßigen Einnehmen von Silicium stimuliert wird, hat einen positiven Einfluß auf Krebs, obwohl Silicium nicht als eine karzinostatische Droge gesehen werden sollte. Aber Silicium kann ausgezeichnet als ergän-

[i] nicht gleichbedeutend mit dem deutschen Wort: Silicon.

zende Therapie in der Krebsbehandlung eingesetzt werden. Es kann vielleicht noch nützlicher als Vorbeugungstherapie in der Krebsverhinderung sein.

Die Dunarisquelle in der kleinen Stadt Daun ist in diesem Zusammenhang bemerkenswert. Der Kreis Daun hat die niedrigste Erkrankungsrate bei Krebs im westlichem Europa. Das Wasser der Dunarisquelle enthält eine große Menge von Silicium: 80 mg pro Liter! Schon im Jahre 1932 fand der Forscher F. Goldstein, daß der Kreis Daun in der Eifel die niedrigste Sterblichkeitsrate bei Krebs zeigte.

Im Kampf gegen den Krebs beeinflußt Silicium erst einmal die degenerierten weißen Blutzellen, besonders auch bei Krebspatienten. Silicium stimuliert auch die Erneuerung von normalem Eiweiß. Zusammen mit anderen biologischen Krebsheilmitteln spielt Silicium somit eine wichtige Rolle in der Krebstherapie und kann das Wachstum bösartiger Tumore bremsen. Trotz fehlender wissenschaftlicher Beweise, sollten Therapeuten Silicium, wie wir noch sehen werden, zu einem Teil ihres Behandlungsplans machen, um den Heilvorgang bei Krebskranken zu unterstützen.

Der Krebsforscher Kober fand heraus, daß die Ursache von Krebs in einem strukturellen Vergröbern und in der Reduzierung von Grenzoberflächen der Gewebe zu suchen sei. 1937–38 stellte P. G. Seeger in wichtigen vergleichenden Farbuntersuchungen zwischen normalen Zellen und Zellen eines Aszitenkrebsgeschwulstes fest, daß, wenn Zellen krebsartig werden, eine Anschwellung der Mitochondrien und der Zellen beobachtet werden kann. Vereinfacht kann man also die Behauptung vertreten, daß das Krebsgeschehen ein marginales Problem der Zelloberfläche ist. Daraus läßt sich viel schließen.

Nun hat Silicium die Kraft die strukturelle Zellwandauflösung, die von Karzinogenen verursacht wird, rückentwickelnd zu beeinflussen, d.h. das Geschehen zu normalisieren. Silicium repariert das Zellprotein indem es die Synthese von normal aufgebauten Proteinkörpern wieder befähigt. Vor allem aber vermehrt Silicium die Zahl der defensiven, den Krebs bekämpfenden Zellen.

Die Wachstumsrate von Krebszellen ist immer invers proportional zu der Anzahl defensiver Zellen. Dies wurde von Seeger und Schacht schon in Versuchen von 1957–58 bewiesen. Viele andere Krebsforscher berichteten über die erfolgreiche Behandlung von Karzinomen und Sarkomen (bösartige Bindegewebsgeschwulste) mit Silicium. Die Wechselbeziehung zur Entquellung von Zellprotein demonstriert, daß Silicium, in seinem umkehrbaren Einfluß auf die Proteindenaturierung, ein Adjuvans, also ein unterstützendes Hilfsmittel und Vorbeugungsmittel sein kann in der Prophylaxe, sowohl wie in der Therapie bösartiger Erkrankungen der Gewebe[19].

Der Effekt von Silicium auf Krebs kann somit sehr leicht erklärt werden. Silicium hat die Eigenschaft beschädigtes und denaturiertes Protein durch strukturelle Wiedereingliederung zu regenerieren. Silicium kann die Synthese neuer Albuminkörper anregen. Silicium hat die Fähigkeit mesenchymales Bindegewebe und Lymphgewebe zu aktivieren. Es hat auch die Fähigkeit den Aufbau von Lymphozyten, den weißen Blutkörperchen im Lymphsystem, zu vermehren. Zudem befähigt es die Synthese von Phagozyten, sogenannten „Freßzellen“, die Fremdstoffe und Altgewebe abbauen und unschädlich machen und somit die Immunität fördern. Insgesamt ist Silicium deshalb von größter Wichtigkeit in der adjuvanten Krebstherapie.

Angesichts dessen überrascht es nicht mehr, daß Silicium von Forscher Kober als basistherapeutisch befunden wurde. Das bedeutet, daß Silicium nicht eine spezielle Medizin gegen eine bestimmte Krankheit ist, die im Alleingang heilt. Statt dessen bringt es den Körper im Krebsgeschehen wieder in einen optimalen kolloidalen physischen Zustand der Gewebe, der die normale biologische Umwandlung der Stoffwechselvorgänge in den Zellen ermöglicht.

Auch dieses wurde schon 1953 durch chemische Analysenforschung von H. Geiger bestätigt. Er kam zu der Überzeugung, daß der kolloidale Effekt, der den sicheren Ablauf von Stoffwechsel und anderer Zelltätigkeit gewährleistet, immer auf den Gehalt an Silicium zurückzuführen ist. Geiger schrieb dem siliciumreichen Dunariswasser große Bedeutung in der Grundtherapie der Krebsbekämpfung zu. Die Forscher Lériche und Boncour betonten auch: *„Gemäß unserer Erfahrung, ist Silicium eine der großen grundlegenden Arzneien im Kampf gegen den Krebs. Es ist wichtig für Veränderungsvorgänge. Es ist unentbehrlich für alle die an Krebs erkranken, weil es im alternden Organismus immer wieder fehlt.“*

In diesem Zusammenhang ist es höchst interessant, daß das Silicium, das im Körper vorhanden ist und erforderlich ist in den knochenbildenden Osteoblasten, die eine frühe und entscheidende Rolle in der Formation von gesunden Knochenzellen spielen, in höchster Konzentration in den Mitochondrien[20] dieser Knochenbildungszellen gefunden wird. Dabei ist es wichtig zu wissen, daß die Mitochondrien sozusagen die *Zellfabrik* des Körpers schlechthin sind.

Gebrechlichkeit der alternden Gefäße

Atherosklerotisch belastete Arterien enthalten vierzehn mal weniger Silicium als gesunde Arterien!!! Dieses war der Befund französischer Forscher nach dem Studium von 72 Erwachsenen im Alter von 61 und älter. Somit ist die vorherrschende Altersgebrechlichkeit, die Arterienverkalkung mit krankhaft degenerativer Veränderung der Gefäßinnenhaut größtenteils durch Vermehrung des Cholesterins und durch Kalkablagerung, nicht länger verwunderlich. Mediziner nennen Arteriosklerose auch Arteriosklerosis. Noch eine Krankheit, Atherosklerose, oft gleichbedeutend benutzt in der Umgangssprache mit Arteriosklerose, ist eigentlich eine Sonderform der Arteriosklerose mit degenerativen und produktiven Vorgängen in der Arterienwand.

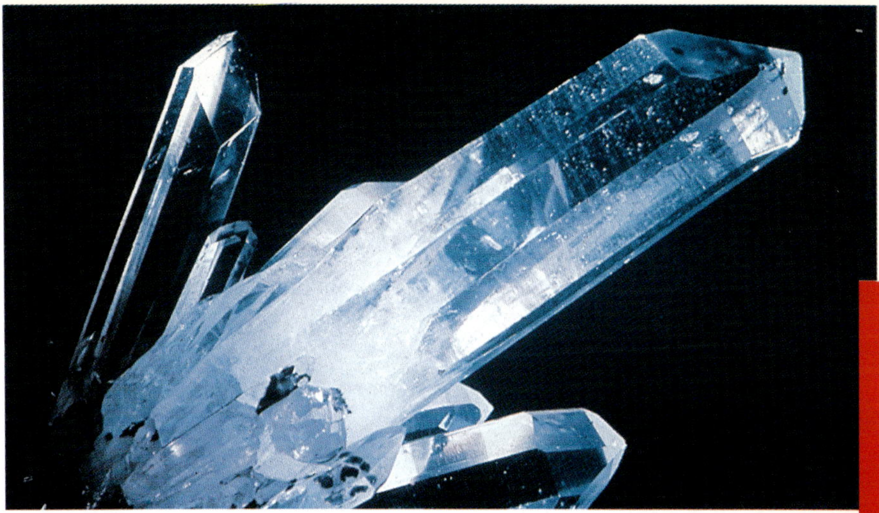

Der Bergkristall ist eines der schönsten Beispiele für die formende, strukturbildende Kraft des Siliciums.

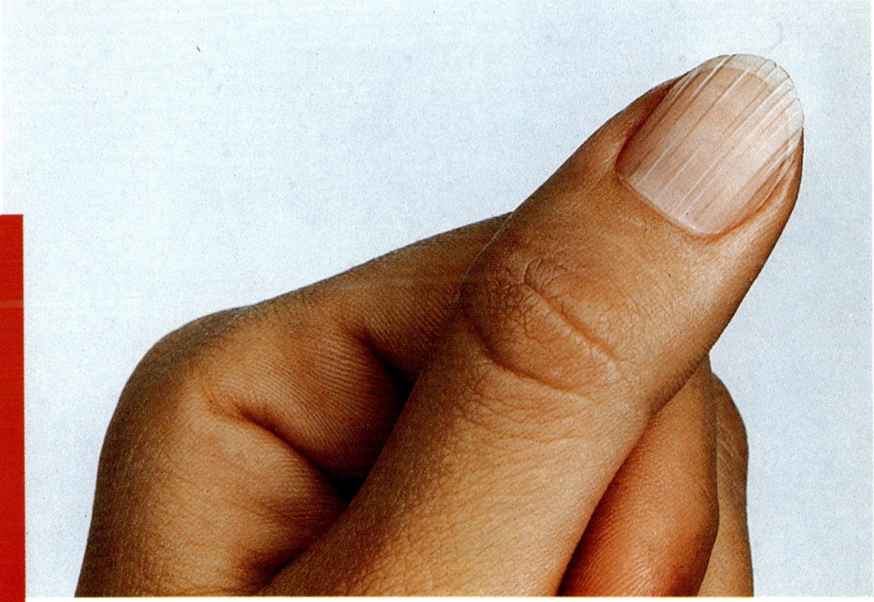

Oft zeigt sich Silicium-Mangel auch an dünnen Haaren und brüchigen Nägeln.

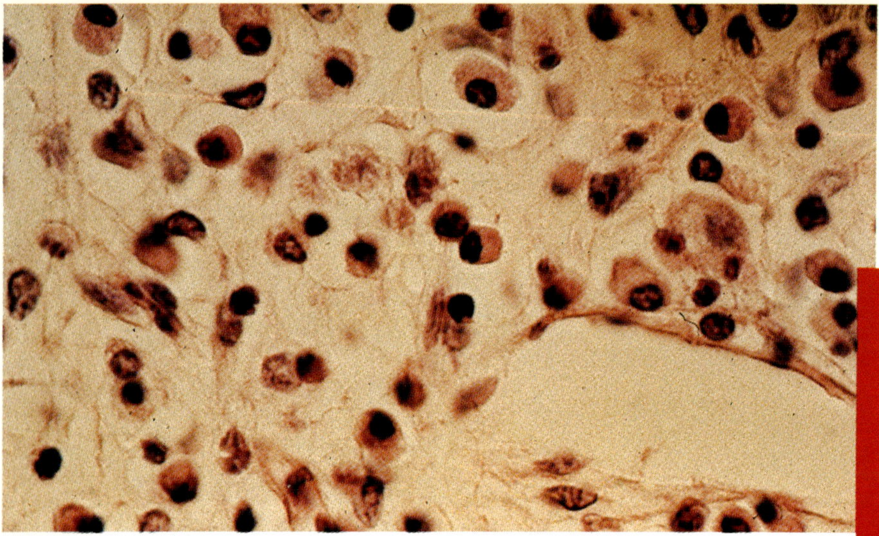

Silicium spielt eine wichtige Rolle im Bindegewebe und unterstützt dabei das Wasserbindungsvermögen und damit die Quellfähigkeit des Gewebes.

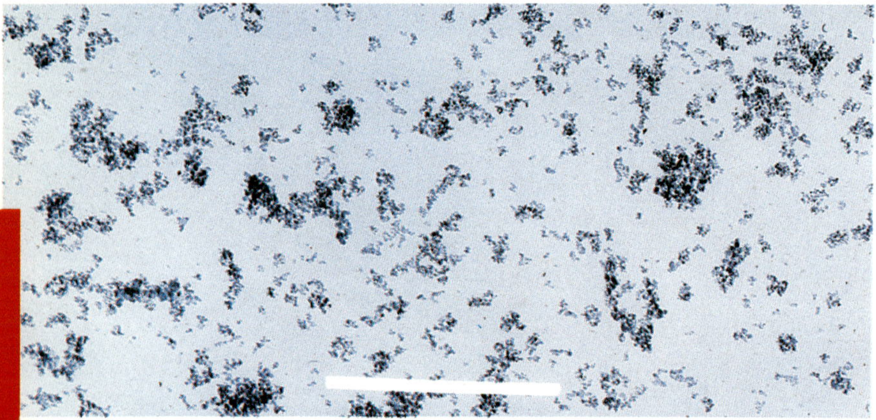

Silicium/Kieselsäure hat ein besonders hohes Bindungsvermögen. Ein Silicium-Molekül bindet ca. 300 Moleküle Wasser.
Dies ist wesentlich für den Gewebestoffwechsel, spielt aber auch eine wichtige Rolle bei der Wundheilung.
Hier eine Aufnahme von Silicium-Molekülen unter dem Elektronenmikroskop. Der weiße Balken entspricht 3 Millionstel Millimeter.

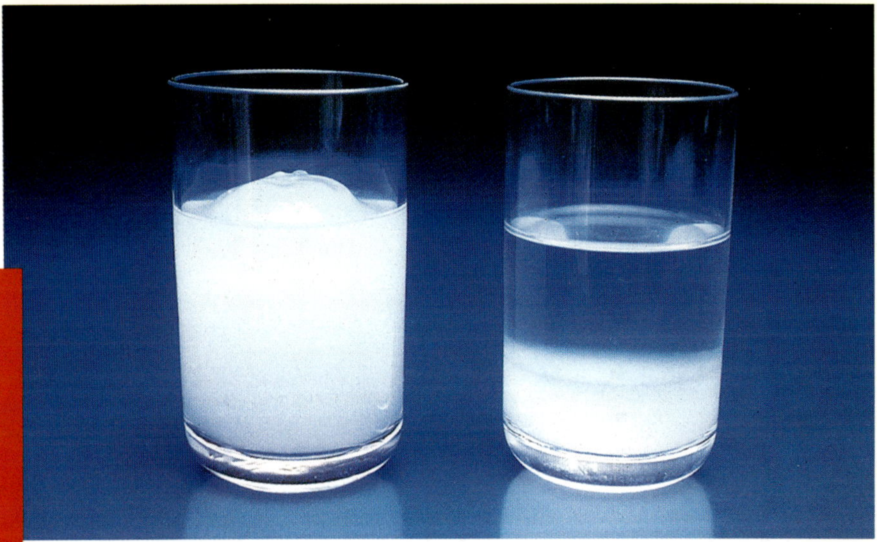

Kälte zerstört das kolloidale System.
Links: Kolloidales Silicium-Gel. Rechts: Kieselsäure hat sich vom Wasser getrennt und als Kieselerde abgelagert.

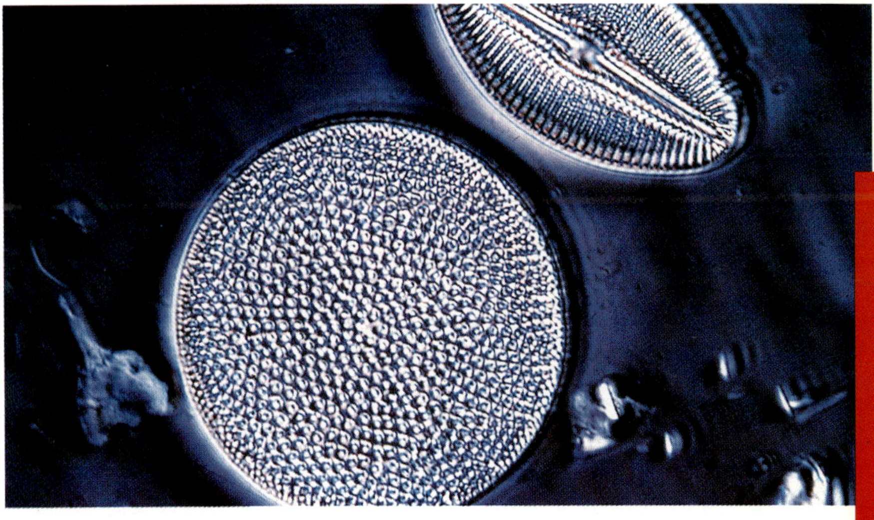

Diatomeen, die sich vor Millionen Jahren im Urmeer als Kiesel-Algen gebildet haben, sind noch heute unsere Rohstoff-Lager für Silicium.

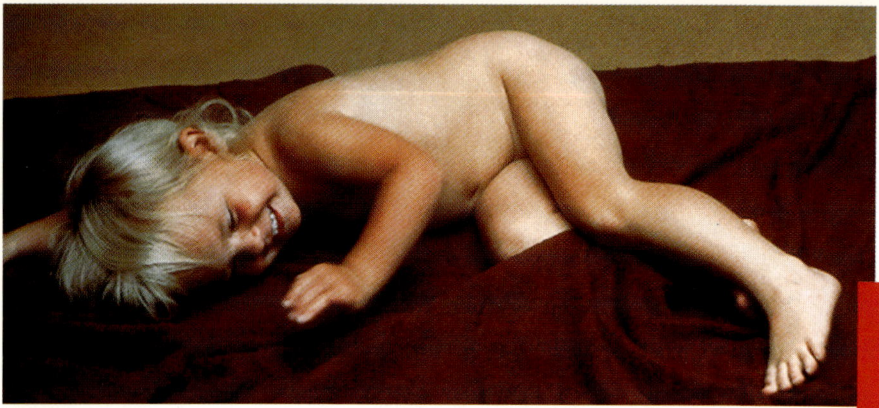

Bei Kleinkindern ist das Bindegewebe noch siliciumreich, daher die elastische, pralle Haut.

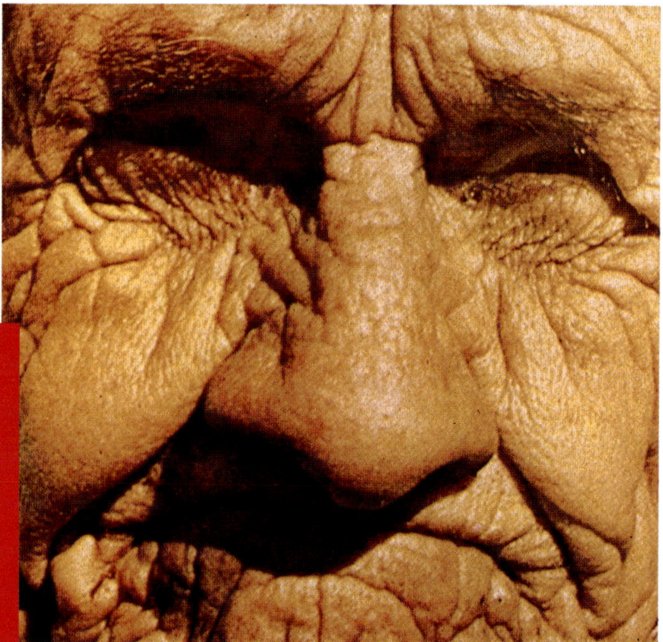

Im Alter ensteht zunehmend Silicium-Mangel, damit geht ein Verlust des Wasserbindungsvermögens im Bindegewebe einher. Die sichtbaren Folgen zeigen sich im Gesicht.

Wie dem auch sei, diese Sklerosen sind jedenfalls der Anfang vieler vaskulärer Erkrankungen. Mit erhöhter Siliciumzufuhr kann ein besserer Durchlauf in solch ältere Kreislaufsysteme zurückgebracht werden. Schwindelanfall, Kopfschmerzen, Summen in den Ohren und Schlafstörungen, letztendlich alles die Folgen von arteriosklerotischen Schäden, verschwinden schließlich gänzlich. Mit Siliciumtherapie normalisiert sich der erhöhte Blutdruck, da die Gefäßwände wieder elastisch gemacht werden und sich wieder ihrer Aufgabe der rhythmischen Gefäßwandausdehnung und -verengung, nämlich im Rhythmus des Herzschlags, anpassen können. Silicium ist ein wirksames biologisches Heilmittel, das die Verkalkungssymptome nicht nur unterdrückt, sondern auch die Ursachen von Atherosklerose und Arteriosklerose und deren Folgen verbessert. Silicium fördert zudem die arterielle Undurchlässigkeit der schädlichen Lipoide und verhindert damit ihr Eindringen.

Der positive Einfluß von Silicium auf Gefäßleiden, beruht auf seiner Wirkung auf das elastische Bindegewebe. Vaskuläre innere Wände der Blutgefäße erfahren mit zunehmendem Alter ein *Abschwellen* besonders der Intima (Tunica intima vasorum – die innerste Wandung der Blutgefäße) mit Cholesterinablagerung und Verkalkung. Eine Erneuerung *ad integrum* kann mit Silicium[21] erreicht werden. Ähnlich zeigt sich mit Silicium eine Senkung des Blutdrucks bei Hypertonie, die von dem gleichen Zustand herrührt.

1959 untersuchten O. Scholl und K. Letters den verjüngenden Effekt von Silicium im Alter. Sie waren besorgt über einen Befund von M. Bürger, daß bradytrophes, also spärlich mit Blut versorgtes Gewebe, im hohen Alter eine Verdichtung erleidet. Die Forscher konnten die Ergebnisse des Kolloidforschers M. H. Fischer bestätigen, daß die Voraussetzung für alle Lebensvorgänge, die im Plasma geschehen, die optimale Wasserbindung und Anschwellung von Protein ist, was einem Prozentsatz von 0.9% Natriumchlorid entspricht. Sie fanden heraus, daß der hauptsächliche Vorgang des Alterns auf Dehydrierung, also auf Austrocknen der Zellen beruht. Die daraus resultierende Entquellung von Protein ist mit Änderung der Osmose[i] und mit Streuungsvorgängen verbunden. Dies führt zu Ausflockung und Gerinnungserscheinungen (Koagulation), d.h. Denaturierung von Protein. Das Intima und die Medien verdichten sich im erhöhtem Alter mit Ablagerung von Zwischenstoffen, wie z.B. Cholesterin und Kalzium, die, wie bereits angedeutet, in großen Ablagerungen angesammelt werden und ein Verengen und eine Verhärtung der elastischen vaskulären Kanäle verursachen.

Im Jahre 1949 konnten die Forscher Gohr und Scholl diese Vorgänge mit nur einem Prozent löslichem Silicium zuerst verzögern und dann sogar umkehren. Sie ermittelten, daß der Siliciumgehalt im Blut von 0.7–1.1 mg Prozent sich nach mehreren Be-

---

[i] im Zellgeschehen der Übergang von Lösungsmittel durch eine Scheidewand, ohne Übergang der gelösten Substanz.

handlungswochen auf 130 bis 400% vermehrte, während nur 5.2 bis 13.8% dieses zugefügten SiO_2 im Urin auftauchten. In Experimenten mit artifiziell arteriosklerotischen Ratten konnten Scholl und Letters durch Fütterung von Sklerosol (kolloidales Silicium), Schwellungen beseitigen und verwelkte braun gefärbte Nierenzellen wieder rosa färben, d.h., sie konnten die Zellen wieder normalisieren.

In Versuchen mit Menschen erzielte der Forscher H. Gohr eine beträchtliche Besserung; das Verschwinden von Schwindelanfall, Ohrensausen, Kopfdruck und Schlaflosigkeit mit täglich 30 ml Silicium, nach zwei Monaten, bei 15 Patienten die unter Arteriosklerose litten. Wegen seines verjüngenden Effektes, wirkt Silicium auch gut bei Kreislaufstörung. Der Siliciumforscher K. Kohler senkte die Blutdruckwerte bei drei Patienten von 240 auf 160 mm , mit einer Kombination von Sklerosol und Rauwolfia[i]. Weitere Untersuchungen, die Aufnahmeraten und die Kombinationskraft (Bioverwendbarkeit) von kolloidalem Silicium vergleichen, sind in Labors in Deutschland und den USA vorausgeplant.

Fürsorge vor AIDS

Inwieweit einsichtige Selbsthilfe und ein Sinn für Verantwortungsbewußtsein die eigene Gesundheit sichern kann, wurde mir sonnenklar als ich für einige Zeit in der AIDS-Forschung im St. Pauls Krankenhaus in Vancouver, BC, Canada mitwirkte. Höchst eindeutig im Kontakt mit den Betroffenen von AIDS war, daß die meisten von ihnen locker und lose mit ihrer Gesundheit gespielt hatten und selbst die einfachsten Vorsichtsmaßnahmen ignorierten, durch Jahre fahrlässiger Lebensweise. Als die Krankheit dann zuschlug, merkten sie plötzlich, daß man doch eine gute Führung braucht, um die Gesundheit zu wahren.

Silicium gibt auch für HIV-positive Patienten neue Hoffnung. Silicium beeinflußt das Funktionieren des gesamten Immunsystems. Es konzentriert sich in den Lymphknoten. Von dort aus übt es einen positiven Einfluß auf die Funktionen des Lymphsystems aus. Diese Wirkung von Silicium vermehrt enorm die Herstellung von Phagozyten, Proteine, die das Amt der Überwachung im Körper erfüllen. Diese speziellen Enzyme töten krankheitserregende Mikroorganismen und andere Fremdkörper und Eindringlinge ab, die im Körper Krankheiten auslösen können.

Menschen mit ererbter Schwäche des Lymphsystems, einer Kondition die lymphatische Diathese genannt wird, können den anhebenden Effekt von Siliciumergänzung fast sofort spüren. Solche Patienten haben ebenfalls eine ungewöhnlich starke Anfäl-

---

[i] insbesondere bekannt für seine beruhigende Wirkung (Weiss).

ligkeit für Infektionskrankheiten. Sie leiden deswegen an chronisch geschwollenen Lymphknoten, nervöser Gebrechlichkeit und Ermüdung. Die gleichen Symptome sind auch von spezieller Bedeutung bei AIDS.

Bisher war man fast überall überzeugt, daß HIV-Viren auch AIDS verursachen müssen. Aber eine Gruppe ernstzunehmender Wissenschaftler, einschließlich des amerikanischen Entdeckers des HIV-Virus, glauben jetzt, daß der Ausbruch von AIDS sogar bei HIV-positiven Patienten verhindert werden kann. Die Antwort, so sagen sie, liegt in der Stärkung des Immunsystems. Ja, aber das ist ja genau das, was Silicium kann! Wenn wir diese Meinung einiger AIDS-Spezialisten auch nur als Teilwahrheit ansehen, können wir immerhin Silicium als hervorragend geeignet zur unterstützenden AIDS-Therapie betrachten. In diesem Sinn läßt es sich besonders denen empfehlen, die HIV-positiv sind und bei denen die Symptome der AIDS-Krankheit selbst noch nicht ausgebrochen sind.

Ich kann mir gut vorstellen, wie das ja so oft in der Krankheitsbehandlung der Fall ist, daß Silicium als vorbeugende Maßnahme die besten therapeutischen Ergebnisse verspricht. Nichtsdestoweniger ist eine Behandlung mit Silicium bei akuten AIDS-Fällen mindestens als eine alternative und ergänzende Therapie zu empfehlen. Es bedarf eindringlicherer Forschung (ich hoffe das kommt bald), um zu ergründen ob Silicium als eine vorrangige Behandlung für HIV-positive Fälle oder wenigstens zur Vorbeugung bei AIDS angewendet werden sollte. Somit bedeutet Silicium Hoffnung bei AIDS-Erkrankungen.

„Das Thema meiner Vorträge
(Silicium und die Silikate)
hat bei weitem nicht
die Aufmerksamkeit, die es verdient.“

Professor Rudolf Wegscheider, Ph.D.
Universität von Wien,
1919

KAPITEL FÜNF

Schutz und Stütze bei Knochenschwund

Zerbrochene Existenz

Silicium hat die sehr wichtige Rolle die Knochen zu schützen, die den Körper stützen. In den Neuzellen, während der Wachstumsphase der Knochen, nämlich während der Kalzifizierung der Knochen, ist Silicium absolut essentiell. Der menschliche Körper wird von vielen Knochen so kunstfertig unterstützt, daß alle Knochen zusammen eine komplette, miteinander verbundene Skelettstruktur ergeben, die jedermann bestens aus Märchen und Schauergeschichten bekannt ist.

Im Gegensatz zu den Skeletten der Schauermärchen werden die wirklich „lebenden“ Skelette von Menschen die an Knochenschwund leiden immer poröser. Dieser Vorgang kann die Knochen so schwächen, daß sie plötzlich und ohne viel Druck spontan brechen. So kann das Leiden der Osteoporose jemanden schnell an den Rollstuhl fesseln. Es kann sogar zum Tod führen, durch eine dramatisch erhöhte Unfallanfälligkeit.

Gottlob kann Knochenschwund oder Osteoporose (bei Osteomalazie) bzw. Knochenerweichung vorgebeugt werden. Die Verhinderungsmöglichkeiten hauptsächlich klimakterisch bedingter Osteoporose liegen praktisch nur in der Vorbeugung. Wenn wir unsere Knochen vor Verfall schützen wollen, wird die Vorbeugung lebenswichtig, denn nur langfristig durchgeführte Schutzmaßnahmen können Knochenschwund vermeiden. Wie wichtig das ist, kann daran ermessen werden, daß z.B. in den USA, heute etwa 15 Millionen Menschen an Osteoporose leiden und etwa die Hälfte aller amerikanischen Frauen nach dem Klimakterium mit Knochenschwund zu kämpfen haben. Aber warum mag das so sein? Ein einleuchtender Grund ist, daß die Osteoporose nicht weh tut (bis es zu spät ist), es wenig Warnzeichen gibt und sie deswegen oft ignoriert wird.

Um herauszufinden ob man möglicherweise jetzt oder in Zukunft ein Problem mit Osteoporose haben könnte, bittet man erst einmal den Arzt die eigene Knochendichte zu messen. Das ist ein ziemlich einfacher Test, der ohne Eingriff vonstatten geht. Ähnlich wie bei einer Röntgenaufnahme wird die Knochendichte „photographiert". Ohne diesen Test können wir nicht wissen, wo wir stehen und inwieweit wir unsere Nahrung und womöglich den Lebensstil ändern müssen. Sobald eine bedeutsame Knochenverdünnung vorliegt, wird es schwierig, die schwächenden Formen der Osteoporose umzukehren, die 80% aller Fälle von Osteoporose[i] darstellen, obwohl eine Zufuhr von Silicium selbst in solchen Fällen noch Erleichterung bringen kann.

Ein Rückgang der Knochendichte ist immer das Resultat der Knochenresorption, die dann höher geworden ist als die Rate des Knochenaufbaus. Wohlbekannte Ursachen der Osteoporose sind die Effekte des Alterns, Unausgeglichenheit in den Hormonsekretionen, langfristiger Kalkmangel, mangelhafte körperliche Bewegung (besonders in den Jugendjahren!), eine Ernährung die zu hohe Werte an saurer Asche aufweist und eine Ernährung die zu viele Phosphate enthält. Neuere Befunde weisen auch auf den Mangel an gewissen anderen Nährstoffen hin, nämlich Magnesium, Phosphor, Vitamin C, Bor und natürlich, Silicium. Alle haben direkt oder indirekt eine ausgleichende Wirkung auf den Gehalt an Knochenkalzium.

Nach der Osteoporoseforscherin Nancy Appleton, Ph.D., sind andere nachteilige Auslöser[22] der ungesunde Genuß von Zucker, übermäßiger Streß, Koffein, Tabak, Alkohol, eine zu hohe Proteindiät (vor allen Dingen Fleisch) und Medikamente, wie z.B. Aspirin, Antibiotika, und Antacida (Arzneimittel gegen Übersäuerung besonders des Magensafts). Da die Ursachen von Knochenschwund vielfältig sind, ist die Behandlung immer symptomatisch. Die Chancen für eine Heilung der Osteoporose, die nach dem Klimakterium ausgebrochen ist, sind bei einer langfristig ausgeführten Therapie gut. Woraus sollte eine langfristige Therapie bestehen? Wir wollen einmal die verschiedenen Formen konventioneller Medizin und alternativer Behandlungen betrachten, um einzuschätzen, wie man die Osteoporose am besten bekämpft.

---

[i] Sekundäre Osteoporose, die 20% ausmacht, hat andere Ursachen, bezieht sich auf andere Gebrechlichkeiten und erfordert spezielle medizinische Maßnahmen. Sie wird hier nicht besprochen.

Unerwünschte Nebenwirkungen von Hormonen

Viele Frauen nehmen Östrogen ein, um der Osteoporose vorzubeugen. Wir können jedoch Östrogen und ähnlich gefährliche Stoffe weder für die Vorbeugung, noch für die Selbstbehandlung empfehlen. Andere aktuelle Brennpunkte der Hormonforschung beziehen sich auf das Schwangerschaftshormon Progesteron, das Knochenverdünnung bei Frauen vor den Wechseljahren durch Erhöhung der Knochendichte verzögert.

Eine weitere Hormonbehandlung benutzt Kalzitonin, ein Hormon das den Kalziumspiegel im Blut senkt und damit eine große Rolle dabei spielt den pH-Wert im Blut kurzfristig zu regeln. Dieses umstrittene Hormon wird heutzutage bereits synthetisch hergestellt. Kanada verbietet die Behandlung von primärer Osteoporose mit synthetischem Kalzitonin. Die USA, Italien, Spanien und Japan erlauben sie, wenn vom Arzt verordnet.

Kalzitonin wird ähnlich wie Insulin eingespritzt. Kalzitonin bekämpft Knochenverdünnung auf annähernd die gleiche Weise wie Östrogen. Die Behandlung beruht auf dem Konzept, daß sich die Knochen wieder in richtiger Knochendichte erneuern, wenn die beiden Vorgänge – katabolische Resorption alter Knochenzellen und anabolischer Aufbau neuer Knochenzellen – einander angeglichen werden können. Sowohl Östrogen als auch Kalzitonin verlangsamen die Knochenresorption. Anscheinend erleichtert Kalzitonin zudem noch etwaige Knochenschmerzen. Beide Hormone verursachen jedoch unerwünschte Nebenwirkungen.

Forschungen an der Universität von Utah im August 1992 ergaben, daß das Trinken von mit Fluorid versetztem Wasser, zu einer erhöhten Anzahl von Knochenbrüchen bei älteren Menschen führt. Obwohl diese Untersuchung im Widerspruch zu den Resultaten anderer Untersuchungen steht und deswegen umstritten bleibt, ist sie offensichtlich ein Hinweis an alle – ohne Rücksicht auf das Alter – das Trinken von mit Fluorid versetztem Wasser nach Möglichkeit zu vermeiden, um einer späteren negativen Auswirkung auf die Gesundheit vorzubeugen.

Lebensstil und Leibesübung

Der kanadische Ernährungsfacharzt, Dr. Zoltan P. Rona, M.D., M.Sc. gibt noch weitere Ursachen an, die das Risiko für die Entwicklung von Osteoporose erhöhen könnten. Dazu gehören Zigarettenrauchen, übermäßige Alkohol- und Koffeinaufnahme, eine helle Gesichtsfarbe, Verlust der Eierstöcke oder andere Ursachen verfrühter Wechseljahre bei Frauen, ererbte Anfälligkeit (z.B. Osteoporose in der Familie), Zeugungsunfähigkeit (Sterilität oder kinderlos aus anderen organischen Gründen), Drogenabhängigkeit, Cortison (Hormon der Nebennierenrinde), zu viele harntreibende (diuretische) Mittel, Medikamente gegen epileptische Anfälle, Antikoagulans (Blutverdünner), Verdauungserkrankungen und Überfunktion der Hormondrüsen (besonders Hyperthyreose [Überfunktion der Schilddrüse]). Auch Rona meint, daß zudem tägliche Körperertüchtigung während der aktiven Jahre vielleicht die beste Vorbeugung gegen Osteoporose ist.

Andererseits kann die übermäßige Körperertüchtigung weiblicher Athleten, die auch noch zu sehr versuchen schlank zu sein und die in ihrem Sport andere übertreffen wollen, das Ergebnis einer Reduzierung weiblicher Hormonproduktion nach sich ziehen. Dabei ist das Risiko für Amenorrhöe (das Ausbleiben der Regel), die dieses Phänomen oft begleitet, am größten in der zu leistungsbetonten weiblichen Gymnastik, die die schwierige Kombination von Schlankheit und Kraft erfordert. Trainer, Eltern und weibliche Athleten sollten von dem unbestreitbaren Risiko wissen, daß durch solch überspitzte Körperleistung verfrühter Knochenschwund verursacht werden kann. Die Botschaft ist klar: Wetteifern ja, aber nicht zum Nachteil der Gesundheit.

Die Ursache im Kalkstein

Der Siliciumforscher Günther Lindemann erfaßte die ineinandergreifende Verbindung zwischen Kalzium und Silicium vielleicht am besten, als er sagte, daß „wir zwischen den polaren Kräften von Silicium und Kalzium gesichert sind. Während unsere Haut in die Universalität des Silicium gewebt wird, sind wir durch unser Skelett mit dem Kalzium irdischer Solidität verbunden."

Eine Studie von 1992 von Dr. C. Conrad Johnston Jr. und Kollegen, die an identischen Zwillingen an der Universität von Indiana durchgeführt wurde zeigte, daß Kleinkinder dichtere Knochen bilden, wenn ihre Kalziumaufnahme verdoppelt wird. Trotz dieses beeindruckenden Resultates stellten sogar diese Experten in Frage ob Kinder nun deswegen mehr Kalzium einnehmen sollten. Die Forscher fanden heraus, daß Kinder, die etwa 1,600 mg an Kalzium pro Tag mit einem Gegenwert von $1^1/_2$ Liter Milch pro Tag bekamen, meßbar dichtere Knochen hatten als Kinder, die etwas mehr als 800 mg, also gerade über der empfohlenen Tagesdosis, bekamen. Aber leider scheinen nur Jugendliche vor der Pubertät von dem zusätzlichen Kalzium profitieren zu können.

In einem Leitartikel warnte das *New England Journal of Medicine* davor, Kinder mit Kalzium vollzuladen, jedenfalls bis bedeutend mehr von der Langzeitwirkung einer zusätzlichen Kalziumzufuhr bekannt wird. Keiner weiß wie lange die zusätzliche Knochendichte erhalten bleibt, wenn die Kinder älter werden. Weitere Forschung ist notwendig, bevor normalen Kindern und Jugendlichen riesige Dosen von zusätzlichen Kalzium gegeben werden. Dies wird dadurch bestätigt, daß die Probanden, die im Laufe der drei Jahre langen Studie die Pubertät erreichten oder schon in der Adoleszenz waren, als die Studie begann, keine meßbaren Unterschiede zeigten.

Bezüglich der Einnahme von Kalzium durch Erwachsene, die vorhaben dadurch Knochenschwund vorzubeugen oder abzubauen, hatte ich bereits in meinem ersten Buch ***Silica – The Forgotten Nutrient*** die fragwürdige Einnahme von Kalzium und die Wechselbeziehung mit Silicium aufgezeigt. Kalzium wird immer noch eng mit der Behandlung von Osteoporose in Verbindung gebracht. Aber bisher hat keine Forschung mit Gewißheit zeigen können, daß Kalziumergänzung die Gewebemasse der Knochen vermehren kann oder osteoporotische Brüche oder Knochenverdünnung verhindern kann. Der normale Serum-Kalziumspiegel ist 80.5.-10.3 mg/l oder 4.2 - 5.1 mEq./L (2.1-2.6 mmol/L).

Kalziumergänzung ist die Regel in der Behandlung von Osteoporose, aber Kalzium ist ein Mineral, das nicht leicht zu resorbieren ist. Vitamin D, das auch eine Rolle[i] im Knochenaufbau spielt, übt die wichtigste Kontrolle auf die Kalziumaufnahme im Darm aus. Untersuchungen an der UCLA in Kalifornien zeigten weit weniger Osteoblasten in den Schädelknochen von Babyküken, die mit einer kontrollierten Diät ohne Vitamin D gefüttert wurden.

Leider ist der genaue Tagesbedarf von Kalzium bei Erwachsenen unbekannt und wird mit täglich zwischen 300 und 1500 mg nur geschätzt. Empfohlen (RDA = Recommended Daily Allowance) werden 800 mg täglich für Erwachsene und 1200 mg für Jugendliche und schwangere oder stillende Mütter. Ab dem Alter von 60 wird von beiden Geschlechtern weniger Kalzium aus der Nahrung aufgenommen, so daß ein Ergänzungsprogramm mit Kalzium danach ratsam ist. Aber was sollten wir unserer Nahrung noch zufügen, um Osteoporose zu verhindern?

Die Ursache im Kieselstein

Knochen bestehen hauptsächlich aus Kalzium, Magnesium und Phosphat. Somit sollte man es auf den ersten Blick nicht glauben, aber alles deutet darauf hin, daß Silicium eine bedeutende Rolle dabei spielt, die Knochen stark zu halten. Die Knochen enthalten nämlich auch Silicium und das Silicium schleust die Mineralsalze, besonders Kalzium, in die Knochen ein.

Beim Knochenaufbau wirkt das Silicium aus Siliciumdioxid im Körper ähnlich wie Vitamin D, indem es die aufbauenden Funktionen beschleunigt. Silicium ist sogar notwendig in der Wachstumsphase beim Aufbau von Schädelknochen, die sehr unter-

---

[i] Mangel an Vitamin D bei Kindern führt zu Rachitis (Englische Krankheit), eine Mangelkrankheit, die zu Deformationen in den Knochen führen kann.

schiedlich zu anderen Knochen gebildet werden, bei denen Knorpel zu Knochen verwandelt werden. Silicium ist, gemäß Prof. Carlisle, einzigartig in der osteogenen Schicht der Knochengewebe lokalisiert. An dieser Stelle, in der Grundsubstanz der Knochen, hilft die Anwesenheit von Silicium ununterbrochen neues Knochengewebe zu bilden.

Durch „in vivo"-Untersuchungen von Küken und Ratten bestätigte Carlisle auch, daß Silicium als Nährstoff essentiell für starke Knochen, Knorpel und die Kämme von Küken ist. Die Untersuchungen von Küken, deren Nahrung Silizium entzogen wurde, zeigten, daß Siliciummangel zu erniedrigter Kalzifizierung der Knochen führt. Die Rolle des Siliciums beim Knochenaufbau wird durch den Hinweis unterstrichen, daß die Mukopolysacchariden, die mit Hilfe von Silicium das lebende Gewebe befähigen Wasser aufzunehmen und zu halten, auch in den Geweben von Kükenkämmen, Collagen und Knochen auftauchen.

Aufgrund einer Mikroanalyse von Röntgenaufnahmen, berichtete Carlisle 1986 von aktivem Wachstum in jungen Knochen und isolierten Osteoblasten, wobei Silicium als bedeutendes Ion der osteogenen Zellen aufgezeigt wurde. Noch wichtiger ist, daß der Gesamtgehalt an Silicium, der in den Osteoblastzellen vorgefunden wurde, im selben Bereich lag wie der von Kalzium, Phosphor und Magnesium. Carlisle entdeckte, daß der Siliciumgehalt besonders hoch in der metabolisch aktiven Phase von Osteoblasten war. Dies ist klares Beweismaterial dafür, daß Silicium für den Aufbau von Binde- und Knochengewebe fundamental ist.

Knochen, die einen hohen Siliciumgehalt zeigten, enthielten auch entsprechend hohe Mengen[i] an Kalzium. Unter Zufuhr von Silicium beschleunigte sich die Rate der Kalzifizierung der Knochen. Wie in den „in vivo"-Untersuchungen aufgezeigt, hatte Silicium diesen Effekt ganz besonders in der Reihe von Versuchstieren, die auf eine besonders niedrige Kalziumdiät gesetzt waren. Diese wichtigen „in vivo"-Befunde der Schule für Volksgesundheit der Universität von Kalifornien (UCLA) wurden in darauffolgenden „in vitro"-Befunden, in denen Schädelknochen und andere Knochen in Petrischalen gezogen wurden, wiederholt und bestätigt. Testgewebe, deren Nährmasse kein Silicium enthielt, entwickelten kaum Collagen, was wiederum die enorme Wichtigkeit von Silicium beim Aufbau von Collagen (und deshalb im Knochenbau) verdeutlicht.

Es ist bekannt, daß sich bei Frauen, die nach dem Klimakterium einen Kalziumverlust haben, sich auch die Vorräte an Silicium erschöpfen. Die Anwesenheit von Silicium bewirkt die Heilung von Knochenbrüchen und den Aufbau von Kallus, dem Keimge-

---

[i] Die Untersuchungen der UCLA zeigten auch, daß wenn der Gehalt an Silicium und Kalzium in bestimmten anderen Zellen erniedrigt war, die Phosphorwerte höher waren.

webe der Knochen, das sich bei Knochenbrüchen in der Bruchlücke entwickelt. Demzufolge wirkt Silicium als Agent der Remineralisierung und bereitet die Kalzifizierung der sich neu aufbauenden Knochenmasse vor. Als direkte Bestätigung von Carlisle's Befunden, fanden die Siliciumforscher Charnot und Rabat in Knochen mit Knochenerweichung einen vollständigen Siliciummangel. Der kanadische Autor Dr. Zoltan Rona sieht nichts Unvereinbares zwischen Kalziumzitrat und Silicium. Auch er zeigt an, daß sich Silicium im Körper in Regionen aktiver Kalzifizierung der Knochen konzentriert, was bereits früher von den Forschern Passwater und Cranton erkannt wurde.

Kalziumvorräte im Blutserum werden von Hormonen gesteuert, die notwendigerweise Kalzium aus den Knochen abziehen, um die Blutwerte zu normalisieren. Der damit verbundene, langfristig nachteilige Effekt von Parathormon, dem Hormon der Nebenschilddrüsen, auf den Kalziumspiegel in den Knochen, kombiniert mit gehemmter oder verzögerter Kalziumaufnahme aufgrund von Siliciummangel, ist auch ein bedeutender Faktor beim Entstehen einer Osteoporose.

Wenn dem so ist, könnte nicht eine passende Ergänzung mit Silicium eine bessere Kalziumaufnahme bewerkstelligen und dadurch den langfristigen Abbau kostbarer Knochenmasse rückgängig machen? Ganz eindeutig müssen weitere Untersuchungen dazu durchgeführt werden, wie man die nachteiligen Effekte der Nebenschilddrüsen auf den Knochenaufbau überwinden kann. Doch schon jetzt scheint es eine logische Folgerung zu sein (da Kalzitonin eine kurzfristige Regelung kontrolliert), daß Parathormon der langfristige Schlüssel zur Osteoporose ist.

Einmal abgesehen von der unbarmherzigen Rolle des Kalziumabbaues bei der Osteoporose, ist das Parathormon eine notwendige und natürliche Hormonfunktion des Körpers, mit der lebenswichtigen Aufgabe das Kalzium im Blut im Gleichgewicht zu halten. Aus diesem Grund ist es unverzichtbar. Deshalb kann man nur folgern, daß eine Ergänzung mit Silicium die einzig weise Entscheidung ist, um die Osteoporose einzuschränken und somit gebrechliche Knochen bei älteren Menschen zu verhindern.

Laut Robert A. Anderson, MD, entwickelt sich Knochenschwund wenn Silicium, Vitamin D, Vitamin C, Kalzium, Magnesium, Mangan, Kupfer und Zink im Körper in unzureichenden Mengen[23] vorhanden sind. Anderson bemerkte, daß muskuläre Skelettverletzungen während einer athletischen Ausbildung nur bei solchen Sportlern auftreten, die einen bedeutsam gesenkten Siliciumspiegel (4 ppm[i]) aufweisen, wie durch Haaranalyse festgestellt wurde. Ganz im Gegenteil zeigten Athleten, die solche vom Skelett ausgehenden Muskelverletzungen nicht erlitten, normale Mengen an Silicium im Haar, d.h. über 20 ppm.

[i] Englische Einheit: 1 ppm (Part per Million) entspricht 1 Millionstel $^{m}/_{m}$ pro Liter oder 1 mcg pro 1 kg.

Gemäß Dr. Daniel B. Mowrey, zeigte sich in experimentellen Tests ein verstärkter Effekt von Silicium auf das Knochenwachstum, meist als Folge eines Anstiegs im Gehalt an Collagen. Ähnliche Ergebnisse sind beim Wachstum von Knorpelmasse demonstriert worden. Es ist ein ganz spezielles Körpergewebe, das durch die Anwesenheit von Mukopolysaccharid[i] und durch ein Proteinnetz, das wie ein Schwamm wirkt, große Mengen an Wasser halten kann. Knorpel ist ein ausgezeichnetes Beispiel für ein Gewebe, in dem Silicium eine zweifache Rolle spielt, nämlich die Struktur und den Stoffwechsel betreffend. Der Körper braucht Knorpel hauptsächlich als Polsterung zwischen den Gelenken, wo sonst Knochen hart aufeinander stoßen würden.

Das beste Beispiel für ein „Knorpelkissen", das den Reibungswiderstand harter Knochenteller verhindert, ist das menschliche Kniegelenk. Meine Schwiegermutter, die in Deutschland lebt, hat große Sorgen wegen ihrer Knie. Sie leidet an Osteoarthritis (sie nennt es Arthrose), einem chronischen Zustand und einer degenerativen Abnutzung, die oft zur Entzündung oder zum Verschleiß von Knorpel führt und somit die Gelenkbewegung behindert. Wegen des verlorenen Knorpels hat sie oft Schmerzen in den Knien. Nun hat sie seit ihrem letzten Besuch bei uns neue Hoffnung geschöpft, weil wir ihr die helfende Rolle von Siliciumgel im Kniegelenk erklärt haben. Silicium ist nämlich ein weiterer und wichtiger Aufbaustein von Mukopolysacchariden, der diesem wichtigen Körperbaustein erst die Befähigung verleiht Wasser zu halten.

Die wichtigen Polster unseres Körpers, Knorpel und Collagen, sind beide eng mit dem Knochenbau verwachsen. Interessanterweise macht Dr. Mowrey[24] darauf aufmerksam, daß wenn Knochen, Knorpel und Collagen verletzt werden, die Reparaturfunktionen des Körpers der Knochenreparatur den Vorrang gegenüber den anderen Funktionen erteilen. Man kann es auch so ausdrücken: Die Knochenreparatur ist stark beeinträchtigt bei Fehlen von Silicium. Damit ergibt sich vielleicht der endgültige Beweis dafür, daß der Verlust von Silicium im alternden Körper regelrecht ‚auf die Knochen geht'.

---

[i] Zwar zeigt die Vorsilbe „Muko" (für Flüssigkeit) die wasserbindende Kraft dieser Kohlenhydrate gut an, aber die Biochemie zieht vor, diese komplexen Zucker jetzt *Glucominoglycanes* zu nennen.

„Denn nichts ist geheim,
das nicht offenbart wird;
und kein Ding so verborgen,
daß es nicht bekannt wird
und nach außen dringt.“

King James Bibel, Luke 8:17[25]

KAPITEL SECHS

Treue kolloidale Hingabe macht den müden Stoffwechsel munter

Die Resorptionsfähigkeit des Gels

Eingenommen und im Körper zusammengefügt, bilden die einzelnen Moleküle von Silicium eine festigende Struktur, die das Gewebe unterstützt und an Stellen hilft wo der Gewebestoffwechsel stattfindet. Die Wirksamkeit von Silicium für das Immunsystem gründet sich auf die Aktivierung von Phagozyten – eine Art Gesundheitspolizei in Blut- und Lymphbahnen. Bakterien und Keime werden abgetötet, um das Körpersystem im Kampf gegen Krankheiten zu unterstützen.

Die organische Bindungsfähigkeit von Siliciumgel wurde sehr intensiv und mit gutem Endresultat getestet. Ganz besonders faszinierend ist in diesem Zusammenhang eine Resorptionstudie von 1989, in der Laborratten an der Medizinischen Poliklinik der Universität von Freiburg getestet wurden. Die Versuche wurden von Dr. J. Thiele und Dr. E. Bisse unter der Leitung von Prof. Dr. N. Katz durchgeführt. Die angewandte Methode erlaubte das verabreichte organische Siliciumgel in den Versuchstieren quantitativ bis zu 90% zu ermitteln, was normalerweise äußerst schwierig zu erreichen ist.

Den Versuchstieren wurden ergänzend kolloidales Siliciumgel administriert, in Mengen von 0.07 und 0.17 ml (0.63% und 1.54% des gesamten Siliciumangebots) zusätzlich zu der verabreichten optimalen Rattendiät von Eggermann, die zusätzlich 4.4 mg Silicium pro Gramm enthielt. Das bedeutet also ein durchschnittliches Siliciumangebot von 100 mg für eine Ratte mit einem Körpergewicht von 300 g.

Die Ratten, denen ergänzendes kolloidales Silicium verabreicht wurde, zeigten eine Neigung, weniger als die Kontrollgruppen zu fressen. Ihre Blutspiegel für Silicium waren nichtsdestotrotz mit $29^1/_2\%>17\%$ bedeutungsvoll höher als die der Kontrolltiere. Was noch erstaunlicher war, ist daß die Aufnahmerate von im Futter enthaltenem Silicium gegenüber ergänzendem Siliciumgel unterschiedlich war. Kolloidales Siliciumgel trat schneller in die Blutbahn ein, ein Beweis einer größeren Resorptionsrate im Verdauungskanal für Siliciumgel.

Diese erstaunlichen und positiven Aufnahmewerte für kolloidales Siliciumgel beweisen unwiderruflich die hervorragende Bioverwendbarkeit im Stoffwechsel. Die Ergebnisse wurden des Weiteren bestätigt durch die Analyse des Siliciumgehaltes bestimmter Körperorgane. So zeigte Blut eine Erhöhung von 13 µg/ml bis zu 23 µg/ml, nach Verabreichung aufeinanderfolgender Dosen von .07 ml/Tag und .17 ml/Tag über drei Tage.

Es ist auch interessant, daß die Siliciumkonzentration im Blutserum merklich niedriger als im Blut war. Das zeigt an, daß Silicium eine schnellere Verteilung durch die erythrozytischen Membrane erfährt. In anderen Organen wurde Silicium hauptsächlich in den Lungen, Leber und Milz gefunden. Es ist interessant, daß die Analysen dieser Organe bemerkenswerte Unterschiede zwischen den Laborratten und den Kontrolltieren zeigten, während solche Unterschiede weder im Blutserum noch im Herz gefunden werden konnten.

Nägel, Haut & Haar – Verschönerung von Innen und Außen

Das analytische Mitglied unserer Familie ist meine Schwägerin Titia. Sie kam aus Wien zu Besuch. Wir hatten Titia seit einigen Jahren nicht gesehen und es gab viel Spaß bei unserem Wiedersehen. Besonders auch deswegen, weil ich gerade meinen fünfzigsten Geburtstag gefeiert hatte. Am zweiten Tag nach ihrer Ankunft – wir saßen alle bei herrlichem Sonnenschein auf der Veranda – sah Titia mich prüfend an und meinte dann freimütig, „Sag mal, Klaus, färbst Du Dir jetzt die Haare?“ „Nein,“ antwortete ich etwas verblüfft. „Na,“ entgegnete Titia, „das ist ja erstaunlich. Du hast ja kein einziges graues Haar!“ „Doch. Es gibt einige,“ wagte ich bescheiden zu entgegnen, „sie sind nur nicht sehr sichtbar.“ „Ach so, verborgen, na, sag mir die Wahrheit,“ kicherte sie. „Die Wahrheit?“ echote ich langsam. Dann sagte ich, „Die Wahrheit? Ich nehme täglich Siliciumgel. Du sieht in meinem Haar das Ergebnis verhütender Siliciumtherapie. Und ich mache auch noch einmal in der Woche Siliciumgel auf das Haar, so daß es von innen und von außen behandelt wird.“

Unsere Fingernägel, die Gesichtshaut und das Kopfhaar sind die sichtbarsten Teile unseres Körpers. Wir wollen alle, daß sie schön aussehen, weil sie eine so wichtige Rolle für unser Selbstbewußtsein spielen. Die Erscheinung von Nägeln, Haut und Haar beeinflußt wie wir uns fühlen, wie und wo wir uns altersmäßig sehen und wie wir uns auf Andere in unserem Sozialleben beziehen. Sie sind aber letztendlich auch wichtig für unsere Gesundheit.

Fragt man nach dem größten Organ im Körper, denken die meisten an die Leber. Dem ist aber nicht so, sondern die richtige Antwort ist: die Haut. Sie ist das größte Körperorgan. Haut, Haar und Nägel sind zusammen die lebende Hülle, die oft schon an der Außenseite andeuten wie gut wir uns innerlich fühlen. Die Anwesenheit von genügend Silicium im Körper kann den Glanz unserer Haare, die Stärke unserer Nägel, und den Ton unserer Haut bestimmen und gesund erhalten.

Als ich sagte, daß ich seit Jahren keine Erkältung hatte, fragte Titia mich nach Siliciumgel, um es mit nach Wien zu nehmen. „Weil ich nicht weiß, ob ich dieses Siliciumgel in Österreich bekommen kann. Außer für meine Haare, Haut und Nägel, kann ich es für mein Immunsystem gut gebrauchen. Ich bekomme viel zu viele Erkältungen", sagte sie. Manchmal ist es einfach, ein kritisches Familienmitglied in einen gesundheitsbewußten Menschen zu verwandeln.

Silicium kann tatsächlich viel Gutes für die Haut tun, auf eine einzigartige Weise, so wie keine andere Hautpflege. Es ist ein Hauttonikum, das die Strapazierfähigkeit und Elastizität der Haut gegen alle Arten negativer Einflüsse wappnet. Anders als die meisten Hautpflegemittel, kann Silicium von innen und von außen angewendet werden. Es hat eine doppelte Wirkung auf beschädigte Haut, indem es die Hautvitalität von innen nach außen wiederherstellt und gleichzeitig von außen nach innen. So wird die Haut wieder gestrafft und kann die notwendige Feuchtigkeit besser halten.

In der Haut sind große Zuckergebilde, ähnlich denen im Knorpel (Mukopolysaccharid), die sich mit Protein kombinieren und ein Netz bilden, daß die Haut befähigt Wasser zu halten. Diese wasserbindende Fähigkeit der Haut wird von Silicium und Hiuronsäure (oft in Kosmetika enthalten) unterstützt. Ohne die wasserbindende Fähigkeit, würde unsere Haut schnell faltig werden und austrocknen. Dies weist auf einen Siliciumverlust in alter Haut und den stärkenden Wert von Siliciumergänzung für die Haut hin.

Auf die Haut aufgetragen, ist Siliciumgel wirksam gegen Hautreiz, Jucken, Ausschläge, Abszesse, Pickel, Schwielen, Warzen, Ekzeme, Wundstellen, und Insektenstiche. Hautverletzungen, Brandwunden und Frostbeulen heilen schneller und ohne Komplikationen, wenn Silizium aufgetragen wird. Geschwüre (einschließlich der Geschwüre in Krampfadern) können von Silicium positiv von außen und innen beeinflußt werden. Schon vor vielen Jahren verschrieb der Österreichische Krebsspezialist und Heilpraktiker Rudolf Breuss das Einnehmen und Baden in einer siliciumreichen Alpenschachtelhalmlösung für die wirksame Behandlung von Krampfadern und Geschwüren. Breuss schrieb den heilsamen Effekt dem hohen Gehalt an Silicium zu.

Ältere Forschungen bestätigen, daß Silicium in vielen anderen epithelartigen Strukturen[26] des Körpers gegenwärtig ist. Schon im Jahre 1901 kam der Forscher Hugo

Schulz zu der Ansicht, daß es kein Bindegewebe ohne Silicium geben kann und die Haut ist ebenfalls ein Bindegewebe. Medizinische Tests durch den gleichen Forscher durchgeführt, zeigten, daß Silicium die besten therapeutischen Ergebnisse bei allen Formen von Akne erbringt.

Siliciumgel klärt Insektenstiche ab und beseitigt feste infiltrierende Furunkel, pustelartige Ausschläge, Schweißdrüsenabszesse, brandige (nekrotische) Vorgänge, wie z. B. Dekubitus (Druckgeschwür), Panaritium (Nagelumlauf), bestimmte Formen des Haarausfalls und brüchige Fingernägel. Auch der Siliziumforscher J. Mezger sah im Silicium das beste Mittel für die erfolgreiche Behandlung von Narbenkeloid, Fußschwielen, Warzen, Fettgeschwulsten (Lipome), Nervenknoten, Fasergeschwulsten (Fibrome), Hühneraugen, Furunkeln und Brandwunden, alles Erkrankungen die sich in oder auf der Haut abspielen.

Gemäß dem Siliciumforscher C. P. Unna, erhöht Silicium die Widerstandsfähigkeit der Haut gegen Infektionen und fördert den Aufbau von anderen schützenden Strukturen und Deckgeweben, besonders die Abdeckung von Hautgeweben, d.h. die Epithelisation oder Bildung von Epithelgewebe, der obersten Zellschicht von Haut und Schleimhaut in Tier und Mensch. Im Jahre 1930 zeigten die Forscher M. Kochmann und L. Maier, daß die Hautelastizität weißer Mäuse, durch kombiniertes Einlegen einer Siliciumlösung über den Mund und mit subkutaner Einspritzung, verbessert werden kann. Untersuchungen, die in der ehemaligen Sowjetunion durchgeführt wurden, zeigten ein Verlangsamen von Haarausfall mit entsprechender Siliciumzufuhr von innen und außen. Da fragt man sich doch wirklich welches Silicium man im Hausgebrauch anwenden kann?

Silicium im Hausgebrauch

Ein ideales Silicium-Präparat sollte: 1. leicht einzunehmen sein (es läßt sich gut schlucken). 2. Es sollte leicht aufzunehmen sein (es wird besonders gut im Verdauungskanal resorbiert). 3. Man sollte es in der Küche oder im Medizinschränkchen leicht unterbringen können (einfache Lagerung), so daß man es griffbereit hat und nicht vergißt. 4. Es sollte äußerlich angewendet werden können. Siliciumgel erfüllt alle diese Forderungen. Siliciumgel kann im Kühlschrank für kurze Zeit aufbewahrt werden. Siliciumgel kann man unverdünnt mit Hilfe eines Löffels einnehmen oder in einem Glas Wasser oder Fruchtsaft verrühren.

Da Silicium völlig neutral im Geschmack ist, verändert es nicht den Geschmack von Säften. Unverdünnt eingenommen, merkt man auf der Zunge anfangs eine leicht körnige Beschaffenheit (Textur), an die man sich schnell gewöhnt. Siliciumgel ist hervorragend und kühlend auf der Haut. Es ist erste Hilfe für kleine Wunden, desinfiziert und verschafft schnellere Heilung. Es ist auch erste Hilfe bei Magenverstimmung,

Magenschmerzen und ähnlichen Verdauungsstörungen. So wird es zum Beispiel in England fast ausschließlich als Mittel bei Magenverstimmungen angewandt.

Siliciumgel wird wie ein Saft oder Sirup genommen und ist eigentlich äußerst leicht einzunehmen. Es ist geradezu ideal für die vielen Menschen, die Schwierigkeiten haben (ich gehöre auch dazu!) Pillen oder Kapseln zu schlucken.

Für den Hausgebrauch abgefülltes Siliciumgel in Flaschen, sollte an einem kühlen Ort gelagert werden. Sobald eine Flasche Silicium geöffnet wurde, sollte sie gekühlt aufbewahrt werden, am besten im Kühlschrank. Es sollte nicht unter 4 Grad Celsius aufbewahrt werden und darf nie eingefroren werden, weil dann die Bindefähigkeit der einzelnen Moleküle im Gel zerstört wird und diese sich nach dem Auftauen nicht wieder zusammenfügen. Im Kühlschrank untergebracht erinnert einen das Silicium an die tägliche Zufuhr, die man so kaum vergessen kann.

Tonikum Silicium

Silicium kann auch als Stärkungsmittel und als Kurmittel eingenommen werden. Man nimmt einen Eßlöffel des Gels dreimal täglich über eine Periode von ein bis zwei Monaten. Zu diesem Zweck sollte das Gel mit einigen Eßlöffeln Mineralwasser verdünnt werden. So läßt es sich leichter einnehmen und wird noch schneller resorbiert. Es kann auch mit Kräutertee, in Obstsäften oder anderen bevorzugten Getränken genommen werden. Als Tonikum und Stärkungsmittel nimmt man Siliciumgel am besten zwischen den Mahlzeiten.

Die Ernährungswissenschaft hat herausgefunden, daß nach einer gewissen Zeit der Verabreichung der therapeutische Effekt von Nährstoffen oft durch eine Unterbrechung verbessert wird. Pause und Wiederholung erhöhen die Wirkungskraft. Das trifft auch für Siliciumgel zu. Dabei kann man die einzulegenden Pausen mehr oder weniger selbst bestimmen und dem eigenen Lebensrhythmus anpassen. Für manche ist das Tag um Tag, für andere wöchentlich oder monatlich.

Wichtig ist, daß durch Pause und Wiederholung der Wirkungseffekt vergrößert wird. Natürlich soll das nicht heißen, daß man Silicium bei therapeutischer Notwendigkeit nicht z.B. für ein halbes Jahr täglich einnehmen kann. Im Zweifelsfalle fragt man am besten den Heilpraktiker. So, und nun wollen wir uns einige der typischen Verordnungen von Siliciumgel anschauen, um dem Ganzen eine praktische Wendung zu geben.

Einfache Rezepte bei Siliciummangel

Bindegewebsschwäche

Man nimmt 1 Eßlöffel Siliciumgel, in Tee oder Wasser aufgelöst als täglichen Zusatz. Das unterstützt die Bindegewebe und verhindert Beschädigungen des Bindegewebes.

Versteifung/Bänderzerrung – Beschädigte Bandscheiben

Täglich 1 Eßlöffel Siliciumgel in Tee oder Joghurt verrührt, über ungefähr 3 Monate.

Haarausfall

Täglich 1–2 Eßlöffel Siliciumgel aufgelöst in Mineralwasser über einen Zeitraum von 3 Monaten.

Brüchige Nägel

1 Eßlöffel Silicium täglich in Tee oder Wasser über eine längere Periode, bis man merkt, daß das Nagelbett sich zusehends verstärkt hat.

Schlaffe Haut

Täglich 1–2 Eßlöffel Siliciumgel in Mineralwasser über einer Periode von 3 bis 4 Monaten, um einen ausreichenden Vorrat an Silicium im Körper aufzubauen. Gleichzeitig kann man das verdünnte Gel auf die Haut auftragen.

Altern und Altersgebrechlichkeit

Täglich 1 Eßlöffel Silicium in Tee verrührt über mehrere Monate.

Knochenbau

Die Elementarsubstanz Silicium arbeitet ähnlich wie ein „Traktor“ für die Einsaat von Kalzium in die Knochen. Besonders während Wachstumsperioden nach Knochenbrüchen, hilft Silicium den Körper zu unterstützen und den Heilungsprozeß zu beschleunigen. Man nimmt während der Erholungszeit pro Tag 1 Eßlöffel Silicium in Mineralwasser aufgelöst.

Steigerung des Immunsystems

Silicium fördert den Aufbau von Phagozyten und Lymphozyten. Diese beiden Zellenarten sind wichtig für eine erhöhte Immunität der Körpersysteme und helfen die Anfälligkeit für Ansteckungen und Toxine abzuwenden. Man nimmt täglich 1 Eßlöffel Siliciumgel, am besten in Mineralwasser verrührt. Bei gleichzeitigem Siliciummangel wird empfohlen, die Zubereitung über eine noch längere Zeit anzuwenden. Dabei ist es gut zu wissen, daß bei Silicium keine Wechsel- oder Nebenwirkungen bekannt sind, auch nicht bei andauerndem Gebrauch.

Chronische oder akute Gastritis

Bei wiederholten Schleimhautentzündungen erzielt man eine schnelle Erleichterung von Begleiterscheinungen mit oralen Dosen von Silicium, pur oder mit Wasser verdünnt. Wiederholte Dosen von Silicium führen langsam zur Normalisierung.

Verdauungskanal

Bei Problemen mit der Verdauung, nimmt man 1 Eßlöffel Silicium nach dem Essen verdünnt mit fünfmal so viel Flüssigkeit. Akute Verdauungsprobleme (z.B. Magenschmerzen) verschwinden meistens nach erstmaligem Gebrauch sofort. Wenn nicht, wiederholt man das Rezept alle 2 bis 3 Stunden. Bei chronischen Verstimmungen wird es über mehrere Wochen benutzt.

Äußerliche Anwendungen

Kolloidales Silicium hat die Fähigkeit, Bakterien, Keime und Sekrete von Wunden zu binden. Kolloidales Silicium wird von verletzter Haut gut resorbiert und stimuliert das Wachstum von neuem Gewebe. Diese doppelte Aktivität von Silicium beschleunigt die Wundheilung. Bindegewebe und damit auch die verletzten Gefäßwände werden durch die Aufnahme von Silicium in die Gewebemembranen gestärkt.

Bei äußerlicher Anwendung von Silicium muß man sich vergegenwärtigen, daß Hitze streut, während Kälte zusammenzieht oder z.B. die Resorption eines Blutergusses erstarrt oder hemmt. So sind wiederholte heiße Verbände mit verdünntem Siliciumgel erfolgreich und dringen heilend in die Haut bei Verstauchungen, Verrenkungen, Muskelzerrungen, Entzündungen der Gelenke und bei Insektenstichen.

Daraus folgt, daß Silicium einen positiven Effekt auf chronische Eiterungen ausübt. Warme Verbände von Siliciumgel auf eitrige Prozesse, wie z.B. Furunkulose, Nagelumlauf, Phlegmone (Zellgewebsentzündung), Abszesse, und Mastitis haben einen ähnlichen und heilsamen Effekt. Hautausschläge, Ekzeme, ob juckend, feucht, trocken, entzündet oder eitrig, heilen alle schneller ab bei einer heißen Packung in Siliciumgel.

Die Umschläge sollten zweimal pro Tag, jedes Mal über eine halbe Stunde angewendet werden. Heiße Kompressen sollten alle drei bis vier Minuten erneuert werden und dann mit einem wollenen Tuch oder einem dichtem Baumwollhandtuch zugedeckt werden. Feuchte und warme Umschläge sollten oft wiederholt werden. Dazwischen muß die Wundstelle gereinigt und getrocknet werden, um den Heilprozeß zu fördern. Falls die Gefahr eines Eiterausbruches zur Innenseite besteht, sollte man den behandelnden Arzt oder Heilpraktiker zuziehen, um zu entscheiden, ob der Brennpunkt vor der Anwendung von Silicium vielleicht geöffnet werden muß.

Hämorrhoidale Probleme können durch eine äußerliche Anwendung erleichtert werden, indem man ein leichtes Baumwolltuch mit unverdünntem Siliciumgel durchtränkt und es dann leicht auflegt. Schleimhautentzündungen in Mund und Rachen, wie z. B. Stomatitis, Angina, und Laryngitis reagieren bestens auf Gurgeln oder Spülen mit verdünntem Siliciumgel. Das sollte mit der oralen Einnahme von 1 Eßlöffel pro Tag verbunden werden. Für die äußerliche Behandlung von Hautproblemen kann Siliciumgel unverdünnt mehrmals täglich aufgetupft werden. Ein andere Möglichkeit der Hautbehandlung entsprechender Regionen ist 1 Eßlöffel Siliciumgel verdünnt mit vier Eßlöffeln Wasser als Kompresse aufzulegen, die zwei bis dreimal von der Außenseite mit der Siliciumverdünnung nachgetränkt wird, bevor sie man sie abnimmt. Das kann bis zu viermal täglich gemacht werden.

Blitzschnelle Besserung von 1 bis 9

Die folgenden Anwendungen und Behandlungsbeobachtungen sind aus interessanten Patientenunterlagen von Dr. Baumeister, einem praktizierenden Arzt aus Herne, Westfalen. Ich fand seine neun Punkte oder Beobachtungen nützlich für die Formulierung besonderer und zusätzlicher Anwendungen von Siliciumgel. Außerdem bestätigen diese Anweisungen den Gebrauch von Silicium in der medizinischen Praxis:

1. Interne Medizin

   Silicium unterliegt in der Medizin einem wechselnden Schicksal. Seit der Zeit von Paracelsus gab es immer wieder Anlaß zu Experimenten. Silicium sollte man anwenden bei enterischer Kolitis, Sommercholera, allergischen reizerzeugenden Zuständen des Darmgebietes, Typhus, Gastritis, einschließlich Ulkus ventriculi Komplexe (intern 2–3 mal pro Tag 1 Teelöffel in etwas Wasser, vielleicht auch in höheren Dosen, auch als Klistier = 1 Eßlöffel in $^{1}/_{2}$ Liter Wasser), bei fortdauernder Anwendung zweimal pro Tag 1 Teelöffel bis zu 1 Eßlöffel. Bei Arteriosklerose mit Hypertonie (Alterserkrankung) und Meteorismus 3–5 mal pro Tag 1 Eßlöffel pur).

2. Chirurgie

   Bei Furunkeln, bei Vereiterung, eitrigen Infektionen unter der Haut (Phlegmon), Wundreinigung und Wundheilung, Hämorrhoide: feuchte Kompressen in Verdünnungen von 1:3 zu 1:10.

3. Dermatologie

   Bei Hautentzündung, nassen Ekzemen, Ulkus Cruris, Prädekubitus und Dekubitus, Hautjucken, Brandwunden aller Grade, Insektenstichen, Erfrierungen.

4. Gynäkologie und Geburtshilfe

   Bei Brustdrüsenentzündung im Kindbett (Puerperal Mastitis), Bartholinitis, weißlichem Scheidenausfluß (Fluor albus), Erosio portio (Entzündung des Gebärmutterhalses durch Tamponanwendung)

5. Kinderheilkunde (Pädiatrie)

   Bei Empfindlichkeit, Windpocken

6. Ohr, Nase und Hals

   Bei Schleimhautkatarrh, bei Furunkeln im Gehörkanal, Paranasal Sinus Vereiterungen (Spülung), als Ohrtropfen bei Otitis (Ohrentzündung).

7. Augenheilkunde

   Bei Bindegewebskatarrh (1:10 verdünnt).

8. Stomatologie und Zahn-, Mund-, und Oberkieferbehandlung

   Bei Stomatitis, Rachenkatarrh, Gingivitis, Parodontose, Parodontitis (Spülen, Mundwäsche), Gangrän (Auffüllen mit Silicium in Pasten- oder Balsamform).

9. Urologie (Harnorgane)

   Bei Cystitis (Blasenkatarrh) (1:3 verdünnte Spülung).

Die Richtlinien von Baumeister sind auf alle Fälle unserer Aufmerksamkeit würdig. Die jedoch bei weitem schnellste, beste und ausführlichste Art und Weise sich eine gute Grundkenntnis über Siliciumgel in der Behandlung, Verhinderung und Therapie zu schaffen und dann leicht zur Selbstbehandlung umzuwandeln, ist das Thema des nächsten Kapitels.

„Ein Lehrbuch ist
nicht Energieträger,
sondern Katalysator."

Wilhelm Ostwald, Ph. D.
Kolloid Forscher (1853–1932)

KAPITEL SIEBEN

Die Heilung von 73 in 72

Empirischer Überblick

Die Anwendungsmöglichkeiten von kolloidalem, anorganischem, mineralischem Siliciumgel sind vielfacher und zahlreicher, als die vom Schachtelhalm oder von Zubereitungen in der Form von Kieselsäure, Kieselgur, Heilerden usw. Nur Siliciumgel ist so beschaffen, daß es gleichwertig innerlich und äußerlich angewendet werden kann. Die innerliche und äußerliche Anwendung kann sogar in vielen Fällen so gut kombiniert werden, daß es zu einer beschleunigten Heilung führt.

Die umfangreichen empirischen Daten, die ich für Silicium erhob, könnten ohne Schwierigkeit einen dritten Band über Silicium füllen. Auch aus diesem Grund habe ich viele der verfügbaren Forschungsdaten nicht mit eingeschlossen. Die aufgeführten und detaillierten Fälle haben die allergrößte Bedeutung als Bezugsmodelle für Praktiker und als Selbsthilfetips für Laien. Diese Krankenfälle sind in erster Linie Beispiele der heilsamen Wirkung des Siliciums. Nichts kann überzeugender sein.

Die „in vivo"-Untersuchungen am lebenden Organismus haben eine Unmittelbarkeit, eine Dringlichkeit, die unmöglich von „in vitro"-Untersuchungen im Labor zu erhalten ist. Die persönlichen Krankheitsdaten der folgenden Patienten sind andererseits so weitläufig, daß sie immer wieder benutzt werden und auf andere Fälle gut angewandt werden können. Es ergibt sich hier eine erstklassige Datenbank, die kaum erschöpft werden kann. Aber bevor wir ins Detail gehen, folgt ein kurzer Überblick über etliche medizinische Feldstudien, von denen jede wert wäre auch detaillierter behandelt zu werden, wie schon anhand der prozentualen Ergebnisse erkannt werden kann.

So berichtete im Jahre 1990 der Forscher E. Blaurock-Busch, daß erhöhte Werte von Silicium im Haar, den Nägeln und im Blut von 22 Personen, die mit Siliciumgel getestet wurden, festzustellen waren. 1983 (nach R. Graf) wurden 15 Patienten mit Magen- und Darmstörungen mit Siliciumgel behandelt. Die Studie zeigte eine ausgezeichnete Verträglichkeit und Toleranz für Siliciumgel auf, mit guten therapeutischen Ergebnissen.

Auch in einer Studie von 1983 berichtete A. Gegeckas von einer schnellen und zuverlässigen Erleichterung durch Siliciumgel bei 17 Patienten mit Magen- und Darmerkrankungen. 1979 berichtete E. Dörling von 12 Patienten, die über 12 Wochen behandelt wurden. Sie zeigten zu 70% eine Nagelbesserung, zu 60% eine Magenerleichterung, und zu 73% eine verbesserte Verdauung. 1978 wurden 40 Patienten mit verschiedenen dermatologischen Hauterkrankungen mit Siliciumgel behandelt und verzeichneten bedeutungsvolle therapeutische Erfolge, wie von F. Fegeler berichtet wird. 1976 machte J. Messerich eine Studie mit 71 Patienten mit Darm- und Magenstörungen, bei der zu 62% ausgezeichnete, 14.1% gute, und 15.5% zufriedenstellende therapeutische Ergebnisse erzielt wurden[27].

Probanden (Testpatienten)

Zwischen 1972 und 1990 wurden wichtige medizinische Versuche in Bezug auf Mangelzustände von Silicium vorgenommen. Eine Reihe bedeutungsvoller Feldstudien wurde im ehemaligen Westdeutschland mit der speziellen Zusammensetzung Silicea Balsam[i] vorgenommen. Diese Form von Silicium wurde gewählt, weil es Silicium (von Siliciumdioxid SiO_2) in der Gelform enthält, in der Form von Siliciumsäure (SiO_2nH_2O) bzw. H_4SiO_4 (Orthosiliciumsäure oder Tetraoxosiliciumsäure), in einer äußerst fein verteilten kolloidalen Zubereitung, die optimal assimiliert und benutzt werden kann. Bei dem getesteten Produkt enthalten 100 ml Silicea Balsam 2.8 g Siliciumsäure Anhydrid in gefällter Form.

Vollendung der Feldstudie

Insgesamt 73 Patienten nahmen an dieser Feldstudie teil, davon 39 (53.42%) weibliche und 34 (46.5%) männliche. Der jüngste Teilnehmer war 24, der älteste 76 Jahre alt. Das Durchschnittsalter betrug 52.37 Jahre. Die Behandlung dauerte von 14 Tagen bis zu 4.25 Monaten, im Durchschnitt also 1.97 Monate.

---

[i] Dieser Handelsname bezieht sich auf ein kolloidales Siliciumgel wie hier beschrieben und wird unter dem Namen in Kanada und Deutschland vertrieben. In USA, Australien, Neuseeland und anderen englisch sprechenden Ländern ist dieses Produkt mit dem Namen *Body Essential Silica Gel* als Warenzeichen eingetragen. Es ist auch in Kanada als *Silica Gel* weitläufig bekannt.

Im Rahmen der vorliegenden Feldstudie wurde *kolloidales anorganisches mineralisches Silicium* gemäß folgender Befunde dosiert und angewendet:

14	Patienten (19,18%) Arteriosklerose (Arterienverkalkung) und deren Folgekrankheiten
9	Patienten (12,33%) Bronchialkatarrh, Bronchitis
14	Patienten (19,18%) Schnupfen, Husten, Rachen- und Kehlkopfkatarrh
5	Patienten (6,85%) Bindegewebsschwäche
3	Patienten (4,11%) Lymphdrüsenleiden (Lymphatismus), lymphatische Diathese
9	Patienten (12,33%) Stomatitis (Entzündung der Mundschleimhaut), Gingivitis (Zahnfleischentzündung), Ulorrhoea (Zahnfleischbluten), Ulatrophy (Zahnfleischschwund)
6	Patienten (8,22%) Magen- und Darmerkrankungen, Durchfall, Blähungen
13	Patienten (17,80%) Haut-, Haar-, Nagelerkrankungen und -verletzungen
73	Patienten (100.0%) insgesamt.

Im Rahmen dieser vorliegenden Feldstudie wurde Silicium wie folgt dosiert:

INNERLICH

Tägliche Dosierung 1–2 mal, je 1 Eßlöffel in Wasser bei Arteriosklerose, Bronchialkatarrh, Bronchitis, Husten, Bindegewebsschwäche, Lymphdrüsenleiden (Lymphatismus), lymphatischer Diathese, Haut- , Haar-, und Nagelkrankheiten; bei akuten Magen- und Darmkatarrh alle 2 Stunden bis zur Besserung 1 Eßlöffel unvermischt, danach bis zur Heilung täglich dosiert wie angegeben.

ÄUSSERLICH

Tägliche Dosierung 1–3 mal pur aufgetragen; für Verbände und Kompressen 1–4 mal täglich im Verhältnis 1:3, mit Wasser verdünnt angewendet; bei Schnupfen 3–6 mal unverdünnt oder im Verhältnis 1:2 mit Wasser verdünnt aufgeschnupft; zum Gurgeln und für Mundspülungen 2–4 mal täglich im Verhältnis 1:3 mit Wasser verdünnt angewendet; die äußerliche Behandlung erfolgte bei Schnupfen, Rachen- und Kehlkopfkatarrh, Mundschleimhautentzündung (Stomatitis), Zahnfleischentzündung (Gingivitis), Zahnfleischschwund und -bluten, Dermatosen (Hauterkrankungen und -verletzungen).

Andere Arzneimittel, die das Versuchsergebnis hätten beeinflussen können, wurden nicht verordnet und wurden von den Patienten auch nicht zur Selbsthilfe benutzt.

Untersuchungsergebnisse

Das angeführte anorganische Siliciumgel erzielte bei 64 Patienten oder 87,67% sehr gute bis zufriedenstellende Behandlungsergebnisse. Bei 7 Patienten (9.59%) waren die therapeutischen Ergebnisse durchschnittlich. In nur 2 Fällen (2.74%) war kein merklicher Effekt zu registrieren.

Die gesamten Ergebnisse können wie folgt dechiffriert werden. Bei:

13 Patienten	17,80%	sehr gute Wirksamkeit
28 Patienten	38,36%	gute Wirksamkeit
23 Patienten	31,51%	zufriedenstellende Wirksamkeit
7 Patienten	9,59%	mäßige Wirksamkeit
2 Patienten	2,74%	keine bedeutungsvolle Wirksamkeit
73 Patienten	100,00%	

Dechiffriert gemäß dem individuellen Anwendungsgebiet, sieht das detaillierte Versuchsergebnis dieser Feldstudie folgendermaßen aus:

Wirksamkeit	**Arteriosklerose**	**Bronchialkatarrh/ Bronchitis**	**Magen- und Darm-Erkrankungen**	**Haut-/Haar-/ Nagelkrankheiten**
Sehr gut	2 Fälle (14,29%)	1 Fall (11,11%)	1 Fall (16,67%)	2 Fälle (15,38%)
Gut	4 Fälle (28,57%)	3 Fälle (33,33%)	3 Fälle (50,00%)	5 Fälle (3,46%)
Zufriedenstellend	5 Fälle (35,71%)	4 Fälle (44,44%)	1 Fall (16,67%)	4 Fälle (30,77%)
Mäßig	2 Fälle (14,29%)	1 Fall (11,11%)	1 Fall (16,67%)	2 Fälle (15,3%)
Unbedeutend	1 Fall (7,14%)	0 Fälle (0,0%)	0 Fälle (0,0%)	0 Fälle (0,0%)
	14 Fälle (100.0%)	9 Fälle (100.0%)	6 Fälle (100.0%)	13 Fälle (100%)

Wirksamkeit	**Schnupfen, Husten, Rachen-, Kehlkopfkatarrh**	**Bindegewebe-schwäche**	**Lymphat. Diathese/ Lymphatismus**	**Mund-/Zahnfleisch-erkrankungen**
Sehr gut	3 Fälle (21.43%)	1 Fall (20%)	1 Fall (33.33%)	2 Fälle (22.22%)
Gut	5 Fälle (35.71%)	3 Fälle (60%)	1 Fall (33.33%)	4 Fälle (44.44%)
Zufriedenstellend	5 Fälle (35.71%)	1 Fall (20%)	0 Fälle (0.0%)	3 Fälle (33.33%)
Mäßig	1 Fall (7.14%)	0 Fälle (0.0%)	0 Fälle (0.0%)	0 Fälle (0.0%)
Unbedeutend	0 Fälle (0.0%)	0 Fälle (0.0%)	1 Fall (33.33%)	0 Fälle (0.0%)
	14 Fälle (100%)	5 Fälle (100%)	3 Fälle (100%)	9 Fälle (100%)

Dieses hervorragende Ergebnis beweist überzeugend die überdurchschnittliche Wirksamkeit von Silicium innerhalb der Anwendungsgebiete, die bei dieser Feldstudie getestet wurden. Besonders hervorzuheben in dieser Studie ist die Wirksamkeit bei Schleimhautentzündungen der oberen Atemwege, des Mundes und bei Zahnfleischerkrankungen.

Alle Patienten vertrugen Silicium sehr gut; unerwünschte Nebenwirkungen oder andere Symptome erschienen in keinem Fall, auch nicht bei Langzeittherapie. Nach der Zusammenfassung werde ich die Ergebnisse und den Behandlungsverlauf aller Einzelfälle aufführen.

Zusammenfassung

Die Untersuchung beinhaltet eine Feldstudie mit Silicium, an der insgesamt 73 Patienten teilnahmen. Im Schnitt wurden sie über 1.97 Monate auf Grund folgender Diagnosen behandelt:

- Arteriosklerose (Arterienverkalkung) und deren Folgekrankheiten;
- Bronchialkatarrh, Bronchitis, Schnupfen, Husten, Rachen- und Kehlkopfkatarrh;
- Bindegewebsschwäche;
- Lymphdrüsenleiden (Lymphatismus), lymphatische Diathese;
- Stomatitis (Mundschleimhautentzündugen);
- Zahnfleischentzündungen, -bluten, -schwund;
- Magen- Darmerkrankungen, Blähungen, Durchfall;
- Haut-, Haar-, Nagelkrankheiten, Verletzungen.

Silicium wurde innerlich und äußerlich, pur oder mit Wasser verdünnt zu Verbänden, Umschlägen, Mund- und Nasenspülungen und zum Gurgeln nach Gebrauchsanweisung verwendet. Andere Arzneimittel, die das Versuchsergebnis beeinflussen konnten, wurden nicht verordnet und auch nicht zur Selbsthilfe gebraucht.

In 87.67% aller Fälle erwies sich die Therapie als sehr gut bis zufriedenstellend wirksam. In 9.59% wurden noch mäßige Ergebnisse erzielt und nur in 2.74% aller Fälle trat keine nennenswerte Besserung ein.

Besonders bei Schleimhautentzündungen der oberen Atemwege, im Mund und am Zahnfleisch, ergab die Untersuchung überdurchschnittlich viele sehr gute und gute therapeutische Ergebnisse, aber auch bei den anderen Heilanzeigen wurden hervorragende therapeutische Resultate erzielt. Die Verträglichkeit von Silicium war bei allen Patienten sehr gut, auch wenn das Heilmittel über Monate hinweg verabreicht wurde.

Die einzelnen Heilanzeigen

Das breite Wirkungsspektrum von Siliciumgel läßt es (bei allen Einschränkungen die gegenüber dieser Bezeichnung angebracht sind) als eine Art „Allheilmittel" erscheinen, das bei vielen Krankheiten zumindest zur Basistherapie geeignet ist. Dabei bleibt Silicium auch bei der Langzeitanwendung – bestimmungsgemäßen Gebrauch vorausgesetzt – frei von unerwünschten Begleiterscheinungen und Nebenwirkungen, so daß es sich auch als modernes Hausmittel gut eignet.

Bindegewebsschwäche

Der Oberbegriff Bindegewebe bezeichnet jene Stütz- und Bindegewebsstrukturen, deren Zwischenzellsubstanz auf Druck nicht beanspruchbar ist. Bindegewebe besteht aus Kollagen (Knorpelleim), Elastin (elastisches Gerüsteiweiß der Blutgefäß- und Sehnenwände) und Mukopolysaccharid (aus Sacchariden und Proteinen aufgebaute Gerüstsubstanzen des Schleim- und Bindegewebes). Silicium ist in all diesen Geweben gegenwärtig. Die Bindegewebszellen sind verzweigt und stehen durch feine Ausläufer miteinander in Verbindung. Neben diesen ruhenden Zellen gibt es in den meisten Arten von Bindegewebe (und vor allem im Netzwerk oder Reticulum) umherstreifende Wanderzellen, die vielfach der Körperabwehr dienen.

Die interzelluläre Substanz des Bindegewebes überwiegt an Masse die der Zellen. Nur beim Fettgewebe, dessen Zellen durch Fetteinlagerungen aufgebläht sind, überwiegt die Zellmasse. Die Zwischenzellsubstanz besteht aus der flüssigen Grundsubstanz, in der auch besonders viel Silicium enthalten ist und den darin eingelagerten gleichfalls siliciumreichen Fasern. Im Prinzip unterscheidet man drei Arten von Fasern:

- □ Collagen (glutinös [leimgebend]); auf Zug beanspruchbare Fasern, die das Gerüsteiweiß bilden und in allen Binde- und Stützgeweben vorkommen.
- □ Gitterfasern, die feinsten Fasern im Bindegewebe, die an der Peripherie zwischen Bindegewebe und der oberflächlichsten Haut- und Schleimhautschichten zweidimensionale, im netzartigen (retikulären) Bindegewebe dreidimensionale Gitter bilden.
- □ Elastische Fasern, die sich verzweigen können und überall dort vorkommen, wo eine Elastizität der Gewebe erforderlich ist, zum Beispiel in den Arterienwänden und Lungen.

Zum Bindegewebe gehören die folgenden Gewebestrukturen:

- □ Lockeres Bindegewebe, das ein Gleiten der Organe aneinander ermöglicht.
- □ Fettgewebe, das als Speicherorgan, zum Teil auch als Stützgewebe (Hand- und Fußflächen) dient.

- □ Straff-faseriges, auf Zug beanspruchbares, dehnbares Bindegewebe, zum Beispiel die Sehnen.
- □ Netzartiges, retikuläres Bindegewebe, das vor allem in der Milz und dem Lymphsystem vorkommt. Es enthält dreidimensional angeordnete Gitterfasern mit Wanderzellen in den Maschen des Gitterwerks und ist vor allem zuständig für die Körperabwehr.
- □ Mesenchym- oder Zwischenblattgewebe; ein embryonales (unreifes) flüssigkeitgefülltes Schwammwerk, aus dem alle Zellen des Bindegewebes stammen; es bildet eine Art von Reservoir für Zellen.

Da das Bindegewebe den ganzen Körper ausfüllt und an zahlreichen Funktionen teilnimmt, wirken sich Funktionsstörungen auch nachteilig auf den gesamten Organismus aus. Eine solche Bindegewebsschwäche steht oft mit den Erbanlagen, vor allem aber mit einem Siliciummangel im Zusammenhang. Meist handelt es sich bei den Betroffenen um schlanke Menschen mit schlaffer Körperhaltung und aufgedunsener Haut. Vielfach besteht gleichzeitig ein Lymphdrüsenleiden (Lymphatismus).

Ihr Bindegewebe ist schwach entwickelt, besonders Sehnen, Gelenkkapseln und Muskelscheiden. Deshalb kommt es häufig zu Verrenkungen, Verstauchungen, Zerrungen und Eingeweidebrüchen (zu schwache Bauchdecken). Der Magen kann hakenförmig gekrümmt sein und ist zusammen mit den restlichen Eingeweiden gesenkt, so daß sie bis ins Becken hinabreichen. Das führt ebenfalls zu erheblichen Funktionsstörungen. Der schmale Brustkorb engt die Lungen ein, sie werden schlecht mit Sauerstoff versorgt und neigen zu Erkrankungen. Meist treten auch die Venen deutlich hervor. Viele der Betroffenen leiden unter Krampfadern oder Hämorrhoiden. Schließlich führt die Bindegewebsschwäche häufig zu einer allgemeinen Immunschwäche, die auch mit dem oft gleichzeitigen Lymphatismus im Zusammenhang steht.

Siliciumsäure, die besonders reichlich im Bindegewebe vorkommt, hat einen grundlegenden Effekt auf die Bindegewebsschwäche und ihre Auswirkungen bei Erkrankungen. Dabei macht es keinen Unterschied, ob die Ursachen sich auf Erbanlagen, Altersvorgänge oder auf Siliciummangel beziehen, da alle diese Ursachen gleichermaßen gebessert werden.

Da menschliches Gewebe im Prinzip immer ein System von Kolloiden darstellt, eignen sich Kolloidlösungen wie Siliciumgel besonders gut für die Behandlung von Bindegewebsschwächen. Der Behandlungsverlauf sollte kurmäßig längere Zeit, mit täglich ein bis zwei Eßlöffeln erfolgen, die pur oder mit Wasser verdünnt verabreicht werden.

Nachstehend werden fünf Fälle in aller Ausführlichkeit beschrieben. Alle fünf Patienten erhielten kurmäßig drei Monate lang täglich zwei Eßlöffel Siliciumgel, nach Belieben pur oder in Wasser verdünnt eingenommen.

Fall 1: *R. K., weiblich, 36 Jahre*

Krankheitsbild: Die Patientin wirkt schon äußerlich wie ein typischer Bindegewebsschwächling. Sie neigt zu häufigen Verstauchungen und Zerrungen, klagt über Rückenschmerzen (Haltungsschwäche), brüchige Nägel und dünnes, schwer frisierbares Haar. Sie hat außerdem Krampfadern und eine abnorme Anfälligkeit für Ansteckungen der Atemwege.

Diagnose: Anlagebedingte konstitutionelle Bindegewebsschwäche.

Therapie: Täglich 2 Eßlöffel Siliciumgel über 3 Monate.

Verlauf: In den ersten Wochen tritt erwartungsgemäß keine spürbare Wirkung ein. Nach 6 Wochen gibt die Patientin dann an, daß ihre Nägel fester und ihr Haar kräftiger geworden sind. Im weiteren Behandlungsverlauf ist dieser Effekt gesteigert, Rückenschmerzen und Krampfadern gehen zurück, es treten keine weiteren Verstauchungen oder Zerrungen mehr auf, selbst wenn sie längere Zeit geht.

Beurteilung: Gute therapeutische Wirksamkeit.

Fall 2: *A. D., weiblich, 27 Jahre*

Krankheitsbild: Die Patientin klagt über chronische Verdauungs- und Unterleibsbeschwerden, die sich aus der Eingeweidesenkung erklären. Hinzu kommen erste Anzeichen von Krampfadern, stärkerer Haarausfall und Neigung zu Verrenkungen und Verstauchungen vor allem nach längerer körperlicher Anstrengung.

Diagnose: Anlagebedingte konstitutionelle Bindegewebsschwäche.

Therapie: Täglich 2 Eßlöffel Siliciumgel als kurmäßige Ergänzung über 3 Monate.

Verlauf: Es dauert ungefähr 4 Wochen, bis die Patientin eine erste offensichtliche Besserung des Haarausfalls und ihrer Verdauungsbeschwerden angibt. Im weiteren Verlauf stabilisiert sich diese Wirkung und auch die Unterleibsbeschwerden bessern sich. Verrenkungen und Verstauchungen nach Anstrengungen treten nur noch selten auf, die leichten Ansätze von Krampfadern haben sich zurückgebildet.

Beurteilung: Zufriedenstellende therapeutische Wirksamkeit.

Fall 3: *M. B., männlich, 47 Jahre*

Krankheitsbild: Der Patient klagt vor allem über erhebliche Beschwerden in den Gelenken bis hin zu häufigen Verrenkungen, Verstauchungen und Zerrungen, bereits bei leichter körperlicher Beanspruchung. Außerdem leidet er unter einer Schwäche der Bauchdecke, so daß schon zweimal wegen eines Bauchwandbruchs eine operative Behandlung erforderlich war.

Diagnose: Anlagebedingte konstitutionelle Bindegewebsschwäche

Therapie: Täglich 2 Eßlöffel Siliciumgel als kurmäßige Ergänzung über 3 Monate.

Verlauf: Da der Patient nicht unter akuten Beschwerden litt, war in diesem Fall keine Wirkung im eigentlichen Sinn zu erwarten. Beurteilt wurde in erster Linie der Einfluß der Therapie auf die Häufigkeit von Verrenkungen, Verstauchungen und Zerrungen als die auffälligsten Folgen der Bindegewebsschwäche. Dabei konnte eine bedeutungsvolle Besserung erzielt werden, die der Patient selbst als besonders angenehm empfand. Nach dem Abschluß der Therapie bestand keine Neigung mehr zu solchen Beschwerden. Sogar die Bauchdecke wurde straffer.

Beurteilung: Gute therapeutische Wirksamkeit.

Fall 4: *A. H., weiblich, 43 Jahre*

Krankheitsbild: Die Patientin leidet unter leichten Krampfadern, schlaffer Bauchdecke, aufgedunsener Haut und neigt bei ungewohnter körperlicher Beanspruchung, zum Teil aber auch spontan, zu Verstauchungen, die nur langsam heilen. Gelegentlich treten rheumatische Schmerzen in der Gelenkumgebung auf. Die Nägel wirken oft brüchig und spröde. Besonders auffällig sind auch die deutlich unter der Haut der Unterarme hervortretenden Venen.

Diagnose: Anlagebedingte konstitutionelle Bindegewebsschwäche.

Therapie: Täglich 2 Eßlöffel Siliciumgel als kurmäßige Ergänzung über 3 Monate.

Verlauf: Anfänglich beeinflußt die Therapie Haut und Nägel sehr positiv. Im weiteren Verlauf bilden sich dann die Krampfadern eindeutig zurück und auch die kosmetisch sehr störenden Unterarmvenen werden positiv beeinflußt. Schließlich gelingt es auch noch, die Neigung zu Verstauchungen und rheumatischen Schmerzen vollständig zu beseitigen.

Beurteilung: Sehr gute therapeutische Wirksamkeit.

Fall 5: *P. G., männlich, 28 Jahre*

Krankheitsbild: Der gertenschlanke, aufgeschossene junge Mann mit sehr dünnem Kopfhaar litt bereits in früher Kindheit unter Haltungsschwäche, abnormer Neigung zu Verrenkungen, Zerrungen und Infektionen der oberen Atemwege. Seit einiger Zeit, kommen vermehrt Rückenschmerzen, eine offensichtliche Schlaffheit der Bauchdecke und eine damit in Zusammenhang stehende chronische Darmträgheit hinzu.

Diagnose: Anlagebedingte konstitutionelle Bindegewebsschwäche.

Therapie: 2 Eßlöffel Siliciumgel täglich kurmäßige Ergänzung für 3 Monate.

Verlauf: Der Patient berichtet schon nach einigen Tagen von einer deutlichen Besserung seiner Rückenschmerzen und auch der Stuhlgang gelingt bald regelmäßiger und beschwerdefreier. Im weiteren Verlauf der Therapie wird eine sichtbare Straffung der Haltung und der Bauchdecke erzielt, das Haar wirkt wieder kräftiger und die Neigung zu Verrenkungen und Zerrungen läßt nach.

Beurteilung: Gute therapeutische Wirksamkeit.

Auf Grund der praktischen Erfahrungen in diesen fünf Fällen kann Siliciumgel uneingeschränkt zur Langzeittherapie von Bindegewebsschwächen empfohlen werden.

Lymphatische Diathese – Lymphdrüsenleiden – Steigerung des Immunsystems

Das Immunsystem befähigt den Körper mit schädlichen Eindringlingen und schädlichen Einflüssen aus eigener Kraft fertig zu werden. An dieser Körperabwehr ist das Bindegewebe maßgeblich beteiligt, insbesondere das netzartige, retikuläre Bindegewebe in der Milz und im Lymphsystem.

Durch Silicium erzielt man eine deutliche Zunahme der netzartigen retikulo-endothelialen (RES) Bindegewebszellen und dadurch eine Zunahme der Abwehrzellen (Lymphozyten, Phagozyten). Gleichzeitig normalisiert und stärkt Silicium die Funktionen des Lymphsystems insgesamt. Besonders deutlich wird das, wenn ein (meist angeborener) Mangel dieses Organssystems mit Neigung zu häufigen Schwellungen der Lymphknoten, abnormer Anfälligkeit für Ansteckung und allgemeiner Leistungsschwäche besteht.

Natürlich beschränkt sich die Anregung der Abwehrfunktionen nicht auf die Vorbeugung vor Erkältungen und anderen einfachen Ansteckungskrankheiten oder auf die Beseitigung von Störungen des Lymphsystems, die als lymphatische Diathese oder Lymphdrüsenleiden (Lymphatismus) bezeichnet werden und mit einer Neigung zu Schleimhautkatarrh, chronischer Schwellung der Lymphdrüsen (Waldeyerscher Rachenring) und einer Neigung zu Splenomegalie (krankhafte Milzvergrößerung) oft einhergehen.

Da die Abwehrfunktionen des Bindegewebes praktisch bei fast allen Krankheiten mit zur Heilung beitragen können, wirkt sich die Mobilisierung der Abwehr durch Silicium fast immer günstig auf den Krankheitsverlauf aus. Und mit der zunehmenden Umweltverschmutzung wird auch bedeutsamer, daß Silicium durch die Entgiftung der Abwehrsysteme bis zu einem gewissen Grad den Folgen der Umweltbelastung vorbeugen kann.

Zufriedenstellende therapeutische Ergebnisse sind bei lymphatischer und allgemeiner Immumschwäche allerdings nur bei ausreichend langer Therapie zu erwarten. In der Feldstudie erhielten zwei lymphatische Patienten kurmäßig 3 bis 4 Monate lang täglich 1 bis 2 Eßlöffel Siliciumgel. In einem Fall, bei dem sich keine nennenswerte Wirkung einstellte, wurde dagegen nur über sechs Wochen behandelt.

Testpatienten 6 bis 8

Fall 6: *T. Sch., weiblich, 24 Jahre*

Krankheitsbild: Die Patientin wirkt blaß, ihre sehr feine, empfindliche Haut ist aufgedunsen. Seit frühster Kindheit neigt sie zu häufigen Ansteckungen der Atemwege, die mit hartnäckigen Schwellungen der Halslymphknoten einhergehen. Obwohl die Mandeln frühzeitig entfernt wurden, folgte dadurch keine bemerkenswerte Besserung.

Diagnose: Lymphdrüsenleiden (Lymphatismus)

Therapie: 1 Eßlöffel Siliciumgel täglich als kurmäßige Ergänzung über 4 Monate.

Verlauf: Innerhalb der ersten sechs Wochen leidet die Patientin nochmals unter einer schweren Erkältung mit starken Schwellungen der Lymphknoten. Im Gegensatz zu früher klingen die Schwellungen aber deutlich rascher ab und verschwinden schließlich vollständig. Im weiteren Verlauf wirkt sich die Therapie auch günstig auf das aufgeschwemmte Aussehen der Haut aus. Eine erneute Infektion, die nach früheren Erfahrungen innerhalb der Behandlungszeit zu erwartet war, trat nicht mehr auf.

Beurteilung: Gute therapeutische Wirksamkeit.

Fall 7: *M. H., männlich, 31 Jahre*

Krankheitsbild: Der Patient gibt an, daß er seit der Kindheit häufig an Grippe erkrankt, die oft sehr schwer verläuft und regelmäßig von Lymphknotenschwellungen begleitet wird. Neuerdings treten zunehmend vegetative Fehlsteuerungen auf und die Haut wurde zunehmend trockener.

Diagnose: Neurolymphatismus

Therapie: 2 Eßlöffel Siliciumgel täglich als kurmäßige Ergänzung über 1.5 Monate.

Verlauf: In den ersten 6 Wochen gibt der Patient keine nennenswerte Wirkung an und bricht deshalb die Therapie aus eigenem Entschluß ab. Wahrscheinlich wäre bei ausreichend lang fortgesetzter Behandlung doch noch ein positives therapeutisches Ergebnis möglich gewesen.

Beurteilung: Ohne therapeutischen Effekt.

Fall 8: *H. St., männlich, 26 Jahre*

Krankheitsbild: Der Patient leidet schon lange unter häufig wiederkehrenden Schwellungen der Lymphknoten am Hals und in den Achselhöhlen. Die Ursachen können nicht genau festgestellt werden, Erkältungen spielen dabei aber häufig eine Rolle. Hinzu kommt neuerdings noch seine Neigung zu allergischen Hautreaktionen, die ebenfalls oft von Schwellungen der Lymphknoten begleitet werden.

Diagnose: Lymphatische/allergisches Diathese

Therapie: 1 Eßlöffel Siliciumgel täglich als kurmäßige Ergänzung über 3 Monate.

Verlauf: Die zu Beginn der Therapie bestehenden Lymphknotenschwellungen, bilden sich innerhalb von 3 Wochen vollständig zurück. Im weiteren Verlauf der Kur wird keine erneute Drüsenvergrößerung mehr beobachtet und es tritt auch keine Infektionskrankheit mehr auf. Anfangs bestehen noch gelegentlich akute allergische Hauterscheinungen, die zusätzlich durch Siliciumgel (unverdünnt aufgetragen 3 mal täglich) behandelt werden. Nach Abschluß der Therapie sind auch diese allergischen Symptome verschwunden.

Beurteilung: Sehr gute therapeutische Wirksamkeit.

Das Ergebnis dieser drei Fälle aus der Feldstudie belegt, daß selbst jahrzehntelange lymphatische Störungen durch Siliciumgel geheilt werden können, solange die Therapie konsequent befolgt und ausreichend lange fortgesetzt wird.

Magen- und Darmerkrankungen

Bei Erkrankungen im Magen- und Darmtrakt entfaltet Silicium eine dreifache Wirkung: Hemmung der Entzündung, natürliche Desinfektion und (ähnlich wie Kohletabletten) Aufsaugen von Gasen und Giftstoffen. Diese spezifischen Effekte werden durch die Anregung der Körperabwehr unterstützt. Somit empfiehlt sich Silicium zur ursächlichen Therapie bei Entzündungen, Infektionen und Geschwüren des gastrointestinalen Gebiets, Durchfall aus verschiedenen Ursachen, Sodbrennen, Blähungen und zur Soforthilfe bei Vergiftungen.

Außerdem eignet sich Siliciumgel als Hausmittel zur Vorbeugung und Behandlung von Verdauungsstörungen und Magen- und Darminfektionen auf Reisen. Da Silicium allgemein wieder gesunde Verhältnisse im Magen- und Darmkanal herstellt, lohnt ein Versuch auch bei Verstopfung und Darmreizungen, die durch den heute verbreiteten Mißbrauch von Abführmitteln entstanden sind.

Die folgenden sechs Fälle verdeutlichen die zuverlässige und teilweise erstaunlich schnell eintretende Wirkung von Siliciumgel. Bei akuten Magen- und Darmerkrankungen wurde anfangs alle zwei Stunden ein Eßlöffel Siliciumgel pur verabreicht. Nach Besserung bis zur vollständigen Heilung dann täglich 1–2 mal ein Eßlöffel Siliciumgel in Wasser verdünnt; bei Sodbrennen in Pfefferminztee. Insgesamt dauerte die Therapie 14 bis 25 Tage. Chronische Magen- und Darmbeschwerden wurden von Anfang an mit einer Tagesdosis von ein bis zwei Mal je 1 Eßlöffel über einen Zeitraum von vier Wochen bis 2.75 Monaten behandelt.

Testpatienten 9 bis 14

Fall 9: *O. M., männlich, 60 Jahre*

Krankheitsbild: Der Patient leidet seit ungefähr zehn Jahren unter häufig wiederkehrenden Magengeschwüren und chronischer Magenübersäuerung. Der Arzt rät jetzt zur chirurgischen Behandlung als scheinbar letztem Ausweg, den der Patient aber ablehnt.

Diagnose: Hyperazides Ulkus ventriculi (Übersäuerung, ventrikuläre Geschwüre).

Therapie: 1 Eßlöffel Siliciumgel 2 mal täglich kurmäßig über 2.5 Monate.

Verlauf: Schon nach der ersten Woche gibt der Patient eine deutliche Besserung seiner Beschwerden an. Im weiteren Verlauf bilden sich die

Symptome stetig weiter zurück. Nach Abschluß der Therapie bestehen keinerlei Beschwerden mehr. Eine Röntgendiagnose beweist das vollständige Ausheilen der Geschwüre.

Beurteilung: Sehr gute therapeutische Wirksamkeit.

Fall 10: *H. A., männlich, 48 Jahre*

Krankheitsbild: Der Patient klagt über kolikartige Schmerzen im Unterleib mit teilweise starken Blähungen und häufigem Wechsel von Durchfall und Verstopfung. Die Fäkalien zeigen oft Spuren von Schleim.

Diagnose: Kolitis mucosa (Dickdarmentzündung)

Therapie: Anfänglich alle 2 Stunden 1 Eßlöffel Siliciumgel pur. Ab dem 3. Tag 2 mal täglich 1 Eßlöffel in Wasser, insgesamt 2.3 Monate lang.

Verlauf: Die akuten Symptome mit heftigen Blähungen bessern sich so bemerkenswert innerhalb von nur 2 Tagen, daß die Dosis auf normale Werte gesenkt werden kann. Im weiteren Verlauf lassen Kolik und Blähungen weiter spürbar nach. Ab der fünften Woche hat sich auch der Stuhlgang normalisiert. Bis zum Abschluß der Therapie treten gelegentlich noch leichtere Beschwerden auf, insgesamt wurde aber eine sehr deutliche Besserung erzielt.

Beurteilung: Gute therapeutische Wirksamkeit.

Fall 11: *C. Sch., weiblich, 44 Jahre*

Krankheitsbild: Die Patientin steht infolge der Doppelbelastung durch einen selbständigen Beruf und die Familie unter hohem Streß, der sich bei ihr auf den Magen schlägt. Seit mehreren Jahren leidet sie unter chronischen Magenbeschwerden, Völlegefühl und Appetitmangel. Die Röntgendiagnose zeigte eine chronische Gastritis auf.

Diagnose: Chronische Gastritis mit starker psychisch-nervöser Komponente.

Therapie:	2 mal täglich 1 Eßlöffel Siliciumgel verdünnt in Wasser, 5 Wochen lang. Ergänzend wird autogenes Training verordnet.
Verlauf:	Der Patientin findet keine Zeit, autogenes Training konsequent zu üben, so daß davon keine Wirkung zu erwarten ist. Auch Siliciumgel bringt ihr im Verlauf von 5 Wochen nur eine leichte Besserung und sie bricht die Therapie wieder ab.
Beurteilung:	Mäßig therapeutische Wirkung, die sich aus den starken psychisch-nervösen Ursachen erklärt.

Fall 12: *S. F., weiblich, 31 Jahre*

Krankheitsbild:	Seit Monaten leidet die Patientin unter starkem Sodbrennen. Der Desmoid-Test zeigt eine Magenübersäuerung an, deren Ursache jedoch nicht zuverlässig geklärt werden kann. Höchst wahrscheinlich besteht ein Zusammenhang mit falschen Ernährungsgewohnheiten.
Diagnose:	Hyperazidität (Übersäuerung) mit Verdacht auf chronischen Reizmagen.
Therapie:	1 mal täglich mittags 1 Eßlöffel Siliciumgel in Pfefferminztee 1.5 Monate lang.
Verlauf:	Das Sodbrennen bessert sich schlagartig bereits am dritten Behandlungstag. Die begleitenden vagen Verdauungsprobleme bestehen aber noch geraume Zeit. Nach ungefähr einem Monat gibt die Patientin eine weitgehende Freiheit von Symptomen an. Der Desmoid-Test zum Abschluß der Therapie zeigt wieder nahezu normale Magensäurewerte an.
Beurteilung:	Gute therapeutische Wirksamkeit.

Fall 13: *P. K., männlich, 53 Jahre*

Krankheitsbild:	Der Patient zog sich vor einigen Monaten im Urlaub eine ernste Darminfektion zu. Obwohl diese nach ärztlicher Therapie vollständig

ausgeheilt ist, bestehen immer noch Durchfall und starke Verdauungsbeschwerden, die bisher auf keine Therapie ansprechen.

Diagnose: Verschleppte Gastroenteritis (Magen- und Darmkatarrh).

Therapie: 2 mal 1 Eßlöffel Siliciumgel täglich über 5 Wochen.

Verlauf: Zunächst meint der Patient, daß die Siliciumsäure seine Beschwerden sogar noch verschlimmert. Ob es sich dabei um eine Art von „Erstverschlimmerung“ durch Anregung der Körperabwehr handelt, kann nicht sicher beurteilt werden. Nach 16 Tagen gibt er dann aber eine deutliche Besserung seiner Verdauungsbeschwerden und nachlassenden Durchfall an. Dieses Ergebnis kann bis zu dem Abschluß der Therapie nicht mehr nennenswert verbessert werden.

Beurteilung: Zufriedenstellende therapeutische Wirksamkeit.

Fall 14: *S. U., weiblich, 41 Jahre*

Krankheitsbild: Die Patientin leidet häufig unter starken, zum Teil ernährungsbedingten Blähungen und unregelmäßigem Stuhlgang mit Neigung zur Verstopfung. Eine bakterielle Symbioselenkung, auf „Verdacht“ verordnet, brachte keine nennenswerte Besserung. Leinsamen konnte die Darmträgheit nicht zufriedenstellend bessern.

Diagnose: Meteorismus mit Verstopfung (Obstipation).

Therapie: 2 mal 1 Eßlöffel Siliciumgel täglich 6 Wochen lang.

Verlauf: Bereits ab der zweiten Woche tritt eine erste spürbare Linderung der Blähungen ein. Im weiteren Verlauf berichtet die Patientin dann, daß sich auch ihr Stuhlgang allmählich normalisiert. Nach dem Abschluß der Therapie treten Blähungen nur noch selten auf. Die Darmentleerung gelingt fast regelmäßig jeden Tag.

Beurteilung: Gute therapeutische Wirksamkeit.

Nieren-, Blasen- und Frauenkrankheiten

Im Rahmen dieser Feldstudie wurde die besondere Wirksamkeit von Siliciumgel bei urologischen und gynäkologischen Erkrankungen nicht überprüft. Deshalb können hier auch keine Einzelfälle zur Veranschaulichung vorgestellt werden. In der Fachliteratur gibt es aber genügend Hinweise auf gute therapeutische Ergebnisse mit Silicium in solchen Fällen.

Entzündungen der Nieren, ableitender Harnwege und insbesondere der Harnblase sprechen auf die stark entzündungshemmende, biologisch desinfizierende Wirkung der Siliciumsäure gut an. Hinzu kommt, daß Silicium die Harnausscheidung um bis zu 37% erhöht, so daß die erkrankten Harnorgane gründlich durchgespült werden. Bei einfachen Blasenkatarrhen genügt das meist zur Behandlung, während bei Nierenerkrankungen noch andere biologische Arzneimittel, bei Bedarf auch Antibiotika, verabreicht werden müssen. Zur Basistherapie empfiehlt sich Silicium jedenfalls immer. Dabei kommt auch noch der abwehrsteigernden Wirkung einige Bedeutung zu.

Verschiedene praktische Erfahrungen sprechen dafür, daß Siliciumsäure Nierensteinen vorbeugt und deshalb bei bekannter Veranlagung dazu oder zur Nachbehandlung (Vermeidung von Rückfällen nach Nierensteinentfernung) kurmäßig verabreicht werden sollte.

Im gynäkologischen Bereich bietet sich Siliciumgel hauptsächlich wegen seiner stark entzündungshemmenden Wirkung bei Mastitis, d.h., Entzündung der Brustdrüsen an (auch im Wochenbett). Die örtliche Anwendung sollte dabei möglichst durch die Einnahme von ein bis zwei Eßlöffeln Siliciumgel täglich ergänzt werden, weil die Entzündung auf diese kombinierte Therapie meist schneller anspricht.

Weitere gynäkologische Erkrankungen, die aber stets eine fachmännische Verlaufskontrolle erfordern, sind Ausfluß aus der Scheide, Abszesse und Geschwürbildungen (Geschwüre, Furunkels, Siedepunkte, Wundstellen, Krater) im Intimbereich und am Muttermund. Zum Teil wird Silicium in solchen Fällen nach Anleitung des Therapeuten zur Tamponade (Tamponierungstherapie), verwendet, d.h. Einführung von mit Silicium gesättigten Tampons. Eine ergänzende innerliche Behandlung ist immer empfehlenswert. Sie aktiviert die Immunabwehr des Körpers und trägt zur Heilung bei.

Auch wenn Silicium bei Erkrankungen des Urogenitaltrakts nicht immer allein zur Behandlung genügt, stellt es doch eine wichtige zusätzliche Behandlungsunterstützung für den biologisch orientierten Mediziner dar. Es verkürzt den Verlauf einer Krankheit oft merklich.

Arterienverkalkung und ihre Folgekrankheiten im Alter

Die Verhärtung und Verengung der Arterien ist heute so weitverbreitet, daß sie epidemische Ausmaße angenommen hat. Sie schmälert die Lebenserwartung und die Lebensqualität bemerkenswert. Es gibt praktisch keinen Bevölkerungsteil der Industrienationen jenseits von sechzig Jahren, der nicht zumindest eine Sklerose des Aortabogens der Hauptschlagader aufweist. Öfter jedoch, sind größere Abschnitte des Gefäßsystems betroffen. Die ersten arteriosklerotischen Veränderungen treten nicht selten bereits im dritten oder vierten Lebensjahrzehnt auf. Jenseits des fünfzigsten Lebensjahres stellen sie die häufigste Ursache vorzeitiger Altersbeschwerden dar.[i]

Arteriosklerose selbst ist schon unangenehm genug. Noch gefürchteter sind aber ihre Folgekrankheiten, insbesondere Herzinfarkt und Schlaganfall. Ein hoher Blutdruck steht ebenfalls mit Arterienverkalkung im Zusammenhang. Einerseits begünstigt er Gefäßleiden, zum anderen wird er durch die Verengung und Verhärtung der Gefäße noch verschlimmert.

Die Ursachen der Zivilisationskrankheit Arteriosklerose sind heute noch nicht vollständig bekannt. Mit Sicherheit steht aber fest, daß falsche Ernährung, (zu viel Fett und eine kalorienreiche Diät), Streß und eine allgemein ungesunde Lebensführung bei der Entstehung eine zentrale Rolle spielen. Daneben verlieren Erbanlagen an Bedeutung, denn eine ungünstige Veranlagung kann durch eine vernünftige Lebensweise in Schach gehalten werden.

Die Therapie für bestehende vaskuläre Veränderungen ist problematisch. Bis vor kurzem galt noch der Grundsatz, daß einmal bestehende Arterienschäden nicht mehr rückgängig zu machen sind. Inzwischen wird eine sogenannte Chelierungstherapie angeboten, mit deren Hilfe man die Arterien förmlich „ausputzen" kann. Trotzdem sollte man es möglichst nicht so weit kommen lassen (die Chelierungstherapie bietet keine Sicherheiten!), sondern der Arteriosklerose rechtzeitig vorbeugen oder sie im Frühstadium konsequent behandeln.

Dabei spielt der Urstoff Silicium eine entscheidende Rolle. Dies wird durch die folgenden vierzehn Fälle gestützt. Die Wirkung von Silicium erklärt sich in erster Linie daraus, daß sie das elastische Bindegewebe der Arterienwände günstig beeinflußt und die Entquellung speziell der inneren Gefäßschicht, der Intima, teilweise oder vollständig rückgängig macht. Dadurch werden die Arterien wieder elastischer. Die Durchblutung verbessert sich und ein zu hoher Blutdruck wird gesenkt. Silicium führt also zur Verminderung arteriosklerotischer Beschwerden, beeinflußt deren Ursachen günstig und beugt den gefürchteten Folgekrankheiten vor.

Die praktischen Erfahrungen, die mit den folgenden vierzehn Patienten gewonnen wurden, stehen im Einklang mit den Aussagen anderer Autoren in der Fachliteratur.

---

[i] Interessenten empfehle ich dazu auch meine Bücher der allgemeinen Entgiftung: ***The Joy of Juice Fasting*** und ***Eliminating Poison in Your Mouth.***

Testpatienten 15 bis 28

Fall 15: *M. T., weiblich, 76 Jahre*

Krankheitsbild: Die Patientin leidet unter chronisch kalten, blassen unteren Extremitäten. Nach längerem Gehen kommen Wadenschmerzen dazu. Zusätzlich bestehen Schwindel, Gedächtnisstörungen, häufige Kopfschmerzen und mäßig erhöhter Blutdruck.

Diagnose: Arteriosklerose mit Hypertonie (Bluthochdruck).

Therapie: 1 Eßlöffel Siliciumgel täglich als kurmäßige Ergänzung über 3 Monate.

Verlauf: Es gibt keine bemerkenswerte Wirkung innerhalb der ersten 4 Wochen. Danach berichtet die Patientin, daß sich Schwindel und Kopfschmerz vermindert haben. Objektiv wird eine leichte Blutdrucksenkung gemessen. Am Ende der Therapie haben sich alle Beschwerden vermindert. Der Blutdruck ist nahezu normal.

Beurteilung: Zufriedenstellende therapeutische Wirksamkeit.

Fall 16: *F. P., männlich, 68 Jahre*

Krankheitsbild: Allgemeine Leistungsschwäche, Schwindel, Ohrensausen, Kopfschmerzen, Vergeßlichkeit und eine Neigung zu Depressionen.

Diagnose: Gehirnarteriosklerose (Zerebrale Arterienverkalkung)

Therapie: 1 Eßlöffel Siliciumgel 2 mal täglich kurmäßig über 2.75 Monate.

Verlauf: Obwohl der Patient bald eine leichte Besserung der Durchblutungsstörungen angibt, kann der Effekt nicht weiter gesteigert werden. Höchstwahrscheinlich erklärt sich das aus der sehr unzuverlässigen Einnahme von Siliciumgel durch den Patienten.

Beurteilung: Mäßige therapeutische Wirkung.

Fall 17: *Ich. O., weiblich, 63 Jahre*

Krankheitsbild: Bei der Patientin treten hauptsächlich chronischer Kopfdruck, Schwindel, und Schlafstörungen auf. Hinzu kommen chronisch kalte Füße und erhöhter Blutdruck.

Diagnose: Arteriosklerose mit Hypertonie (Bluthochdruck).

Therapie: 2 mal 1 Eßlöffel Siliciumgel täglich über 2 Monate.

Verlauf: Zunächst verbessert sich die Durchblutung der unteren Extremitäten und der Schwindel läßt nach. Nach ungefähr 1 Monat läßt auch der Kopfdruck deutlich nach. Schlaf und Blutdruck normalisieren sich. Im weiteren Verlauf stabilisiert sich diese Wirkung und nach Abschluß der Therapie bestehen nur noch leichte Beschwerden.

Beurteilung: Gute therapeutische Wirksamkeit.

Fall 18: *A. S., weiblich, 59 Jahre*

Krankheitsbild: Seit einiger Zeit leidet die Patientin unter deutlich nachlassender Vitalität, die mit Schwindel, Kopfdruck, Vergeßlichkeit und Dyspnoe (Kurzatmigkeit) bei körperlicher Anstrengung einhergeht. Der Blutdruck ist leicht erhöht.

Diagnose: Beginnende Arteriosklerose

Therapie: 1 Eßlöffel Siliciumgel täglich kurmäßig über 1.75 Monate.

Verlauf: Innerhalb weniger Tage gibt die Patientin eine Besserung des Schwindels an. Danach schreitet die Linderung aller Symptome schnell voran. Die gewohnte Vitalität kehrt zurück. Nach Abschluß der Therapie bestehen praktisch keine Beschwerden mehr. Der Blutdruck liegt im oberen Normalbereich.

Beurteilung: Sehr gute therapeutische Wirksamkeit.

Fall 19: *D.-M., weiblich, 69 Jahre*

Krankheitsbild: Die Patientin wirkt weinerlich, klagt über chronische Kopfschmerzen, Ohrensausen und ein beständiges Gefühl der Kälte im ganzen Körper. Ihre Angehörigen berichten, daß sie in letzter Zeit zunehmend mißtrauisch geworden sei und schlecht schlafe.

Diagnose: Fortgeschrittene Arteriosklerose.

Therapie: 2 mal 1 Eßlöffel Siliciumgel täglich kurmäßig über 2.3 Monate.

Verlauf: Die Patientin erweist sich als schwer zugänglich, da sie ihr Mißtrauen auf die Therapie überträgt und glaubt, daß niemand ihr helfen kann. Deshalb nimmt sie das Silicium unzuverlässig ein und kommt unregelmäßig zur Untersuchung. Eine Wirkung gibt sie nicht an. Schließlich verweigert sie die Fortsetzung der Therapie, ohne daß eine nennenswerte Wirkung erzielt wurde.

Beurteilung: Kein therapeutischer Effekt.

Fall 20: *G. H., männlich, 56 Jahre*

Krankheitsbild: Der Patient fühlt sich eigentlich recht gut. Seit geraumer Zeit erlebt er aber häufiger, wie seine Beine einschlafen, unangenehm kribbeln oder nach längerer Anstrengung schmerzen. Auch sein Gedächtnis hat sich allmählich verschlechtert.

Diagnose: Beginnende Arteriosklerose.

Therapie: 1 Eßlöffel Silicium täglich kurmäßig über 9 Wochen.

Verlauf: Der Patient neigt zur Selbstbeobachtung. Wahrscheinlich aus diesem Grund berichtet er schon nach 3 Tagen von einer ersten leichten Besserung (möglicherweise eingebildet). Im weiteren Verlauf lassen die Beschwerden dann aber rasch nach. Am Ende der Behandlung schlafen zwar manchmal noch die Beine ein, Kribbeln und Schmerzen treten jedoch nicht mehr auf und das Gedächtnis hat sich gebessert.

Beurteilung: Gute therapeutische Wirksamkeit.

Fall 21: *K. N., männlich, 70 Jahre*

Krankheitsbild: Der Patient war früher starker Raucher und fürchtet deshalb, daß seine Durchblutungsstörungen in den Beinen über kurz oder lang eine Amputation erfordern. Ansonsten fühlt er sich aber noch wohl und nimmt aktiv am Leben teil.

Diagnose: Arteriosklerose in beiden Beinen.

Therapie: 2 mal 1 Eßlöffel Siliciumgel täglich kurmäßig über 4 Monate.

Verlauf: Die erste leichte Wirkung läßt lange auf sich warten. Dann schreitet die Besserung der Duchblutungsstörungen beider Beine aber rasch voran und nach 3 Monaten treten nur noch bei längerer Anstrengung leichte Beschwerden auf. Vorsorglich wird die Therapie noch einen Monat fortgesetzt, ohne daß ein Rückfall eintritt.

Beurteilung: Gute therapeutische Wirksamkeit.

Fall 22: *R. L., weiblich, 67 Jahre*

Krankheitsbild: Die Patientin leidet unter stärkeren Durchblutungsstörungen der Extremitäten, Schwindel, häufigen Kopfschmerzen und mäßig erhöhtem Blutdruck.

Diagnose: Arteriosklerose.

Therapie: 2 mal 1 Eßlöffel Siliciumgel täglich kurmäßig über 2.4 Monate.

Verlauf: Nach ungefähr 3 Wochen gibt die Patientin eine erste Besserung ihrer Kopfschmerzen an. Objektiv hat sich der Blutdruck etwas gebessert. Im weiteren Verlauf lassen Kopfschmerz und Schwindel sehr deutlich nach. Die Durchblutungsstörungen der Extremitäten werden weniger gut beeinflußt.

Beurteilung: Zufriedenstellende therapeutische Wirksamkeit.

Fall 23: *H. Z., männlich, 64 Jahre*

Krankheitsbild: Bis zu seiner Pensionierung vor 2 Jahren hatte dieser Patient „nie Zeit, um krank zu werden.“ Jetzt leidet er unter Herzschmerzen, Atemnot, chronisch kalten Gliedern und Ohrensausen. Organisch wird kein Herzbefund erhoben. Der Blutdruck ist weitgehend normal.

Diagnose: Leichte Arteriosklerose mit psychisch-nervösen Beschwerden (Pensionierungsschock).

Therapie: 2 mal 1 Eßlöffel Siliciumgel täglich kurmäßig über 2 Monate.

Verlauf: Da seelisch-nervöse Faktoren eine wichtige Rolle spielen, erscheint die Prognose von vornherein ungünstig. Erst am Ende des ersten Monats gibt der Patient eine leichte Besserung des Ohrensausens an. Im weiteren Verlauf bessert sich die Durchblutung der Glieder etwas. Ansonsten bewirkt die Therapie wenig.

Beurteilung: Mäßige therapeutische Wirksamkeit.

Fall 24: *B. W., weiblich, 68 Jahre*

Krankheitsbild: Die Patientin gibt Schlafstörungen, Schwindel und häufigen Kopfdruck an, außerdem leichte Wadenschmerzen nach längerem Gehen.

Diagnose: Arteriosklerose.

Therapie: 1 Eßlöffel Siliciumgel täglich kurmäßig über $1^1/_2$ Monate.

Verlauf: Schwindel und Kopfruck klingen nach 3 Wochen ab. Der Schlaf bessert sich. Die Wadenschmerzen dagegen werden kaum beeinflußt. Insgesamt ist die Patientin aber damit recht zufrieden.

Beurteilung: Zufriedenstellende therapeutische Wirksamkeit.

Fall 25: *R. A., männlich, 72 Jahre*

Krankheitsbild: Chronisch kalte, oft taube, bläulich-blasse Gliedmaßen stehen bei diesem Patienten im Vordergrund. Gelegentlich kommen Schwindel mit Ohrensausen und Dysopsie (Sehstörungen) hinzu. Der Blutdruck ist mäßig erhöht.

Diagnose: Arteriosklerose.

Therapie: 1 Eßlöffel Siliciumgel täglich kurmäßig über 3 Monate.

Verlauf: Zunächst gibt der Patient eine leichte Erwärmung der Hände an. Im weiteren Verlauf verbessert sich die Durchblutung aller Glieder deutlich. Nach Abschluß der Therapie treten Schwindel und begleitende Beschwerden kaum mehr auf.

Beurteilung: Zufriedenstellende therapeutische Wirksamkeit.

Fall 26: *L.-F., männlich, 64 Jahre*

Krankheitsbild: Der Patient leidet unter stärkerer Gedächtnisschwäche. Oft kommen Schwindelanfälle hinzu. Außerdem friert er häufig bei normalen Temperaturen.

Diagnose: Gehirnsklerose (Zerebralsklerose)

Therapie: 2 Eßlöffel Siliciumgel täglich kurmäßig über 2.66 Monate.

Verlauf: Nach 2 Wochen hat sich der Schwindel deutlich gebessert. Das Frieren läßt nach. Im weiteren Verlauf nimmt die Gedächtnisleistung spürbar zu und nach Abschluß der Therapie sind alle Beschwerden fast vollständig beseitigt.

Beurteilung: Gute therapeutische Wirksamkeit.

Fall 27: *H. D., weiblich, 69 Jahre*

Krankheitsbild: Die Patientin klagt vor allem über Schwindel, Gedächtnis- und Konzentrationsstörungen und kalte Füße. Außerdem ist sie oft deprimiert und schläft schlecht.

Diagnose: Leichte Arteriosklerose.

Therapie: 1 Eßlöffel Siliciumgel täglich kurmäßig über 3 Monate.

Verlauf: Nach wenigen Tagen läßt der Schwindel nach. Ab der dritten Woche bessert sich die Durchblutung der Beine deutlich. Im weiteren Verlauf normalisieren sich auch Gedächtnis und Konzentration. Nach beendeter Therapie bestehen keine Beschwerden mehr.

Beurteilung: Sehr gute therapeutische Wirksamkeit.

Fall 28: *V. B., weiblich, 66 Jahre*

Krankheitsbild: Die Patientin leidet unter labilem Hochdruck. Seit einiger Zeit treten häufiger Schwindel, pelzige Glieder, beim Gehen manchmal Herz- und Wadenschmerzen auf.

Diagnose: Arteriosklerose mit labiler Hypertonie (veränderlicher Bluthochdruck).

Therapie: 2 mal 1 Eßlöffel Siliciumgel täglich kurmäßig über 2.3 Monate.

Verlauf: Herz- und Wadenschmerzen werden von der Therapie positiv beeinflußt. Danach dauert es einige Zeit, ehe sich auch der Schwindel und die pelzigen Glieder bessern. Vollständig können die Beschwerden nicht mehr beseitigt werden.

Beurteilung: Zufriedenstellende therapeutische Wirksamkeit.

Aufgrund dieser praktischen Erfahrungen kann Arteriosklerose als eine der wichtigsten Krankheiten bei denen der Einsatz von Siliciumgel angebracht ist, betrachtet werden. Darüber hinaus eignet sich Siliciumsäure ganz allgemein zur Vorbeugung, Verhinderung und Therapie in der Geriatrie (Altersheilkunde). Grundsätzlich beruht das Altern auf einem Wasserverlust in den Geweben (Dehydrierung) und der Entquellung der Proteine mit zunehmender Proteindenaturierung. Eine ausreichende Wasserbindung und Eiweißquellung stellen wichtige Voraussetzungen für alle im Plasma ablaufenden Lebensprozesse dar.

Silicium verbessert die Wasserbindung und Eiweißquellung wieder und beugt so vorzeitigem Altern vor oder bessert zu früh einsetzende Alterserscheinungen. Verhindern kann Siliciumgel den Altersprozeß natürlich auch nicht, aber es trägt zweifellos dazu bei, das Altern zu hemmen und auf das natürliche Maß zu begrenzen. Es spielt somit eine wichtige Rolle, der von der Natur vorprogrammierten Lebenserwartung näher zu kommen, ohne daß stärkere Altersbeschwerden die Lebensqualität nennenswert beeinträchtigen.

Bronchialkatarrh – Bronchitis – Lungenkrankheiten

Im Bindegewebe der Lungen, das besonders viele elastische Fasern enthält, kommt Silicium reichlich vor. Daran erkennt man gleich seine Bedeutung für dieses lebenswichtige Organsystem. Mit zunehmendem Alter wird die ausreichende Zufuhr an Siliciumsäure für den Atmungsapparat immer wichtiger. Einerseits läßt die Elastizität der Lungen altersbedingt nach (was zu einem Lungenemphysem [Lungenerweiterung] führen kann), andererseits verarmen die Gewebe an Siliciumsäure, die diesen Alterungsprozeß verlangsamen oder umkehren könnten.

Kuren mit Siliciumgel empfehlen sich deshalb für Menschen jenseits der Lebensmitte auch zur Pflege und Stärkung des Atmungssystems. Besonders wichtig wird die Siliciumsäure bei Lungentuberkulose. Bei dieser Krankheit gibt es immer einen Mangel an Silicium. Er muß durch eine Langzeitanwendung des Spurenelements ausgeglichen werden. Gleichzeitig unterstützt Siliciumsäure die beschleunigte Abkapselung und Begrenzung der Tuberkuloseherde. Auch bei anderen Lungenkrankheiten ergänzt Silicium die Therapie sinnvoll.

Innerhalb des Rahmens dieser Feldstudie wurde Silicium auf seine Wirksamkeit bei Bronchialkatarrh und Bronchitis überprüft. Der Schwerpunkt lag auf hartnäckigen Bronchialerkrankungen, die auf andere Weise nicht mehr zufriedenstellend beeinflußt werden konnten. In solchen Fällen wirkt Silicium entzündungshemmend und stärkt das Immunsystem. Es lindert den Hustenreiz, ist schleimlösend und fördert so den Auswurf. Das ermöglicht eine umfassende Therapie der Ursachen und beugt Folgekrankheiten der Lungen vor.

Fall 29: *H. O., männlich, 59 Jahre*

Krankheitsbild: Seit einer Erkältung vor ungefähr 8 Monaten leidet der Patient unter hartnäckigem Husten. Besonders morgens wird viel Schleim ausgehustet. Die Körpertemperatur ist nicht erhöht.

Diagnose: Verschleppter Bronchialkatarrh.

Therapie: 2 mal 1 Eßlöffel Siliciumgel täglich über $1^1/_4$ Monate.

Verlauf: Schon nach einer Woche gibt der Patient eine erste Erleichterung für seinen Husten an. Im weiteren Verlauf klingen die Symptome vollständig ab. Nach ungefähr 5 Wochen kann der Patient als geheilt entlassen werden.

Beurteilung: Sehr gute therapeutische Wirksamkeit.

Fall 30: *F.-M., männlich, 37 Jahre*

Krankheitsbild: Der Patient raucht sehr viel. Seit Jahren leidet er unter dem typischem Raucherhusten, besonders morgens.

Diagnose: Chronischer Bronchialkatarrh durch Nikotinmißbrauch (Abusus).

Therapie: 2 mal 1 Eßlöffel Siliciumgel täglich über $1^1/_4$ Monate; Striktes Nikotinverbot.

Verlauf: Den Nikotinverzicht hält der Patient nicht lange durch. Statt dessen erhöht er ab und zu die vorgeschriebene Dosierung bis zu 5 Eßlöffeln (was gut toleriert wird). Sein Raucherkatarrh wird wegen des fortgesetzten Nikotinkonsums nur geringfügig gebessert.

Beurteilung: Mäßige therapeutische Wirksamkeit.

Fall 31: *A. W., weiblich, 55 Jahre*

Krankheitsbild: Die Patientin leidet nach einer schweren eitrigen Bronchitis, die mit Antibiotika behandelt wurde, noch immer unter starkem Husten und Schmerzen hinter dem Brustbein.

Diagnose: Chronische Bronchitis.

Therapie: 2 mal 1 Eßlöffel Siliciumgel täglich kurmäßig über 2 Monate.

Verlauf: In den ersten drei Wochen gibt es keine merkliche Besserung. Danach wird der Husten seltener und schwächer. Diese Wirkung verstärkt sich. Nach dem Abschluß der Therapie hustet die Patientin nur noch gelegentlich.

Beurteilung: Gute therapeutische Wirksamkeit.

Fall 32: *C. S., weiblich, 35 Jahre*

Krankheitsbild: Die Patientin klagt über häufigen aber leichten Husten mit zähem, glasigem, nur schwer abzuhustendem Sputum.

Diagnose: Trockener, verschleppter Bronchialkatarrh.

Therapie: 1 Eßlöffel Siliciumgel täglich kurmäßig über 35 Tage.

Verlauf: Die Patient reagiert schnell auf die Therapie mit einem deutlich vermindertem Husten. Kurz darauf berichtet sie, daß der Schleim (Sputum) leichter abgehustet werden kann. Obwohl noch Restbeschwerden bleiben, bricht sie die Therapie vorzeitig ab.

Beurteilung: Zufriedenstellende therapeutische Wirksamkeit.

Fall 33: *M. K. weiblich, 65 Jahre*

Krankheitsbild: Mäßiger Nikotinkonsum dieser Patientin verhinderte bisher die Ausheilung ihrer monatelang verschleppten schweren Bronchitis, die auch zur Atemnot führte.

Diagnose: Chronische Bronchitis mit Atemnot.

Therapie: 2 mal 1 Eßlöffel Siliciumgel täglich über $2^1/_2$ Monate.

Verlauf: Der Husten setzt sich noch unvermindert ungefähr 4 Wochen fort. Dann gibt es trotz fortgesetzten Nikotinmißbrauchs eine langsame Besserung mit vermehrtem Abhusten von Schleim und leichterer Atmung. Nach Abschluß der Therapie besteht noch ein leichter Husten als Folge des Nikotinkonsums.

Beurteilung: Zufriedenstellende therapeutische Wirksamkeit.

Fall 34: *P. St., männlich, 39 Jahre*

Krankheitsbild: Der Patient erleidet während einer Behandlung aus anderer Ursache eine akute Infektion mit starkem Husten und mäßigem Fieber.

Diagnose: Akuter Bronchialkatarrh.

Therapie: 2 mal 1 Eßlöffel Siliciumgel täglich kurmäßig über 3 Wochen.

Verlauf: Der Husten bessert sich am dritten Tag. Die Körpertemperatur normalisiert sich nach 5 Tagen. Im weiteren Verlauf heilt der Husten vollständig.

Beurteilung: Gute therapeutische Wirksamkeit.

Fall 35: *T. R., weiblich, 40 Jahre*

Krankheitsbild: Die Patientin leidet nach einer verschleppten Erkältung unter einer Verschleimung der Bronchien mit mäßigem Husten.

Diagnose: Verschleppter Bronchialkatarrh.

Therapie: 1 Eßlöffel Siliciumgel täglich kurmäßig über 4 Wochen.

Verlauf: In der zweiten Woche verstärkt sich der Husten vorübergehend. Das führt gleichzeitig zum vermehrten Abhusten von Schleim. Danach heilt der Katarrh bis auf leichte Restbeschwerden aus.

Beurteilung: Zufriedenstellende therapeutische Wirksamkeit.

Fall 36: *E. G., männlich, 51 Jahre*

Krankheitsbild: Der Patient klagt über einen chronisch leichten Husten mit grünlichem Auswurf, einem leichten Fieber und zeitweiligem Seitenstechen beim Husten.

Diagnose: Chronische Bronchitis.

Therapie: 2 mal 1 Eßlöffel Siliciumgel täglich kurmäßig über 1.8 Monate.

Verlauf: Anfänglich wird der Auswurf weißlich und das Seitenstechen verschwindet. Im weiteren Verlauf läßt der Husten deutlich nach, kann bis zum am Ende der Therapie aber noch nicht vollständig beseitigt werden.

Beurteilung: Zufriedenstellende therapeutische Wirksamkeit.

Fall 37: *L. H., männlich, 52 Jahre*

Krankheitsbild: Nach einem Unfall mit ätzenden Gasen leidet der Patient unter einer Bronchialreizung mit Husten und Verschleimung.

Diagnose: Chronischer Bronchialkatarrh.

Therapie: 2 mal 1 Eßlöffel Siliciumgel täglich kurmäßig über 2 Monate.

Verlauf: Die Wirkung setzt zögernd mit allmählich nachlassendem Husten und vermehrtem Auswurf ein. Im weiteren Verlauf verbessern sich die Beschwerden zusehends. Nach dem Abschluß der Therapie bleibt nur ein gelegentlicher leichter Husten zurück.

Beurteilung: Gute therapeutische Wirksamkeit.

Die vorstehenden neun Fälle veranschaulichen den guten Effekt von Siliciumgel bei akuten und chronischen Katarrhen der Bronchien. Unabhängig von den Ursachen wurden überzeugende therapeutische Ergebnisse erzielt. Nur in einem Fall ist das Resultat unbefriedigend und das infolge fortgesetzten Rauchens.

Erkältungen, Husten und Katarrhe in Rachen und Kehlkopf

Die entzündungshemmende, abwehrsteigernde Wirkung von Silicium empfiehlt es zur Therapie akuter und chronischer Entzündungen der oberen Atemwege. Gurgeln und Spülen können bei Bedarf durch eine innerliche Einnahme gut ergänzt werden. Das scheint vor allem ratsam bei chronischen Erkrankungen, um die Ursachen umfassend zu beeinflussen.

Die folgenden vierzehn Fälle stammen aus einer mit Siliciumgel durchgeführten Feldstudie und veranschaulichen am besten, wie Siliciumsäure bei Erkrankungen in den Regionen von Hals, Nase und Rachen angewendet werden soll.

Testpatienten 38 bis 51

Fall 38: *E. P., männlich, 38 Jahre*

Krankheitsbild: Der Patient leidet seit Jahren unter einer chronisch verstopften Nase und trockener Nasenschleimhaut.

Diagnose: Chronischer trockener Schnupfen (Rhinitis sicca).

Therapie: 4 mal täglich 1 Teelöffel Siliciumgel auf 2 Teile Wasser verdünnt 7 Wochen lang aufgeschnupft.

Verlauf: Der Patient empfindet die nach wenigen Tagen erleichterte Nasenatmung als besonders wohltuend. Allerdings läßt sich die trockene Nasenschleimhaut nicht völlig bessern, verursacht aber kein Unbehagen mehr.

Beurteilung: Zufriedenstellende therapeutische Wirksamkeit.

Fall 39: *A. O., weiblich, 67 Jahre*

Krankheitsbild: Die Patientin leidet abwechselnd unter einer trockenen Nase mit behinderter Atmung und anfallsweise starker Sekretion aus der Nase.

Diagnose: Nervöser Schnupfen (Rhinitis vasomotorica nervosa).

Therapie: 3 mal täglich 1 Teelöffel Siliciumgel auf 2 Teile Wasser 4 Wochen lang aufgeschnupft.

Verlauf: Die Patientin gibt bald an, daß sich die Trockenheit der Nase und die Atmung verbessert. Die Symptome können aber nicht vollständig beseitigt werden. Die anfallsweise Sekretion bleibt unbeeinflußt.

Beurteilung: Mäßige therapeutische Wirksamkeit.

Fall 40: *C. R., weiblich, 45 Jahre*

Krankheitsbild: Die Patientin steht aufgrund einer anderen Ursache in Behandlung und erleidet in dieser Zeit einen akuten Schnupfen.

Diagnose: Ansteckender Schnupfen (Infektiöse akute Rhinitis).

Therapie: 6 mal täglich 1 Teelöffel Siliciumgel pur aufgeschnupft über insgesamt 3 Tage. Zur Nachbehandlung, 14 Tage lang 3 mal täglich 1 Teelöffel Siliciumgel im Verhältnis 1:2 mit Wasser verdünnt aufgeschnupft.

Verlauf: Der Schnupfen spricht sofort gut auf die Therapie an. Die Sekretion läßt nach und die Nasenatmung wird freier. Da sich nach 3 Tagen eine leichte Trockenheit in der Nase einstellt, wird mit einer verminderten Dosis noch 2 Wochen lang weiter behandelt.

Beurteilung: Sehr gute therapeutische Wirksamkeit.

Fall 41: *H. N., weiblich, 60 Jahre*

Krankheitsbild: Die Patientin leidet nach Mißbrauch schleimhautabschwellender Schnupfensprays unter trockener Nasenschleimhaut mit Borken und Schleimhautschwund.

Diagnose: Rhinitis atrophicans (Übergang in Ozaena [Stinknase]).

Therapie: Täglich 5 mal 1 Teelöffel Siliciumgel auf 2 Teile Wasser über 2.3 Monate hinweg aufgeschnupft.

Verlauf: Die Wirkung macht sich nach 10 Tagen bemerkbar. Im weiteren Verlauf schreitet die Besserung langsam fort. Nach Abschluß der Therapie ist die Nasenschleimhaut weitgehend normalisiert.

Beurteilung: Gute therapeutische Wirksamkeit.

Fall 42: *K. U., männlich, 39 Jahre*

Krankheitsbild: Der Patient leidet unter einer chronisch belegten Stimme. Manchmal kommen Schmerzen im Kehlkopf dazu. Die Symptomatik erklärt sich aus seiner Mundatmung.

Diagnose: Chronische Heiserkeit (Laryngitis).

Therapie: 3 mal täglich Gurgeln mit 1 Eßlöffel Siliciumgel in einer Verdünnung von 3 mal so viel Wasser. Zusätzlich eine innerliche Einnahme von 1 Eßlöffel Siliciumgel über insgesamt 6 Wochen.

Verlauf: In den ersten 3 Wochen bildet sich die Heiserkeit nur langsam zurück, dann schreitet die Besserung rasch voran und es treten keine Schmerzen mehr auf. Nach Abschluß der Therapie besteht nur noch gelegentlich Heiserkeit.

Beurteilung: Zufriedenstellende therapeutische Wirksamkeit.

Fall 43: *N. Z. weiblich, 56 Jahre*

Krankheitsbild: Die Patientin leidet unter ständigem Kratzen im Hals. Der Rachen ist trocken und gerötet.

Diagnose: Chronischer Rachenkatarrh (Pharyngenkatarrh)

Therapie: 4 mal täglich Gurgeln mit 1 Eßlöffel Siliciumgel in der dreifachen Menge Wasser über 1.25 Monate.

Verlauf: Die erste Besserung des Kratzens gibt die Patientin schon am zweiten Tage an. Danach setzt sich die Wirkung immer stärker durch. Nach Abschluß der Therapie bestehen keine Beschwerden mehr. Der Rachen ist allerdings noch etwas trocken.

Beurteilung: Gute therapeutische Wirksamkeit.

Fall 44: *P. St., männlich, 61 Jahre*

Krankheitsbild: Nach einer schweren Erkältung leidet der Patient seit Monaten unter Husten und Heiserkeit. Der Rachen ist mäßig gerötet.

Diagnose: Rachenkehlkopfkatarrh mit Husten (Pharyngenkehlkopfkatarrh).

Therapie: 2 mal täglich Gurgeln mit 1 Eßlöffel Siliciumgel in der dreifachen Menge an Wasser. Innerlich 2 mal täglich 1 Eßlöffel. Behandlungsdauer von insgesamt 1.66 Monaten.

Verlauf: Zunächst bessert sich der Husten. Der Auswurf nimmt zu. Danach bilden sich alle Symptome zusehends zurück und nach Abschluß der Therapie bestehen keinerlei Beschwerden mehr.

Beurteilung: Sehr gute therapeutische Wirksamkeit.

Fall 45: *R. R., weiblich, 54 Jahre*

Krankheitsbild: Die Patientin klagt über Halsschmerzen und chronischen Husten seit mehreren Wochen. Anfangs hatte sie auch Schnupfen, der inzwischen aber ausheilte.

Diagnose: Verschleppter Rachen-Kehlkopf-Bronchialkatarrh (Pharyngen-Kehlkopf-Bronchialkatarrh [Bronchitis]).

Therapie: 3 mal täglich Gurgeln mit 1 Eßlöffel Siliciumgel mit 3 Teilen Wasser verdünnt. Innerliche Einnahme 2 mal täglich 1 Eßlöffel über insgesamt 4 Wochen.

Verlauf: Der Husten bessert sich bald deutlich. Die Schmerzen bestehen noch einige Zeit und lassen erst gegen Ende der Behandlung deutlich nach. Der Husten heilt fast völlig aus.

Beurteilung: Zufriedenstellende therapeutische Wirksamkeit.

Fall 46: *H. M., männlich, 72 Jahre*

Krankheitsbild: Der Patient leidet unter chronischer Heiserkeit und Husten als Folge einer chronischen Infektion.

Diagnose: Chronische Laryngitis, Bronchialkatarrh

Therapie: 2 mal täglich Gurgeln mit 1 Eßlöffel Siliciumgel mit 3 Teilen Wasser verdünnt. Innerlich 2 mal 1 Eßlöffel insgesamt 7 Wochen lang.

Verlauf: Der Patient gibt nach 11 Tagen eine erste Besserung von Husten und Heiserkeit an. Das Ergebnis stabilisiert sich. Vollständig gelingt die Heilung bis zum Ende der Therapieperiode jedoch nicht.

Beurteilung: Zufriedenstellende therapeutische Wirksamkeit.

Fall 47: *L. W., weiblich, 58 Jahre*

Krankheitsbild: Die Patientin klagt über Hals- und Rachenschmerzen (starke Rachenrötung) und mäßigen Husten.

Diagnose: Akuter Rachenkatarrh (Pharyngitis).

Therapie: 4 mal täglich Gurgeln mit 1 Eßlöffel Siliciumgel in der dreifachen Menge Wasser über 24 Tage.

Verlauf: Die erste Besserung tritt rasch ein und schreitet fort. Nach Abschluß der Therapie bestehen keinerlei Beschwerden mehr.

Beurteilung: Sehr gute therapeutische Wirksamkeit.

Fall 48: *G. S., männlich, 67 Jahre*

Krankheitsbild: Der Patient leidet seit Jahren unter chronischen Schmerzen und Trockenheit im Hals- und Rachenraum.

Diagnose: Chronischer Rachenkatarrh (Pharyngitis).

Therapie: 3 mal täglich Gurgeln mit 1 Eßlöffel Siliciumgel mit 3 Teilen Wasser. Dazu innerlich 1 Eßlöffel Siliciumgel. Gesamtbehandlung 2 Monate lang.

Verlauf: Innerhalb von 3 Wochen setzt die erste leichte Besserung ein. Die Heilung beschleunigt sich danach und stabilisiert sich dann. Die Trockenheit im Rachen kann nicht vollständig überwunden werden.

Beurteilung: Zufriedenstellende therapeutische Wirksamkeit.

Fall 49: *Ch. M., weiblich, 43 Jahre*

Krankheitsbild: Die Patientin, eine starke Raucherin, leidet nach einer Erkältung vor einigen Monaten unter chronischer Heiserkeit und leichtem Husten.

Diagnose: Verschleppte Heiserkeit (Laryngitis) mit Husten.

Therapie: 2 mal täglich Gurgeln mit 1 Eßlöffel Siliciumgel in der dreifachen Menge an Wasser. Innerlich 1 Eßlöffel Siliciumgel 2 mal täglich. Die Behandlungsperiode dauert insgesamt 6 Wochen.

Verlauf: Die Patientin raucht trotz medizinischen Rates fast so viel wie vorher. Trotzdem verschwindet der Husten bis zum Ende der Therapie gänzlich. Die Heiserkeit wird deutlich gebessert.

Beurteilung: Zufriedenstellende therapeutische Wirksamkeit.

Fall 50: *P. A., männlich, 52 Jahre*

Krankheitsbild: Der Patient leidet unter einer behinderten Nasenatmung, Brennen und Kratzen im Hals, gelegentlichem Husten.

Diagnose: Chronische Rhinopharyngitis.

Therapie: 4 mal täglich 1 Teelöffel Siliciumgel auf 2 Teile Wasser aufgeschnupft. 2 mal täglich Gurgeln mit 1 Eßlöffel mit 3 Teilen Wasser. Innerliche Einnahme von 1 Eßlöffel Siliciumgel täglich, insgesamt 6 Wochen lang.

Verlauf: Der Patient reagiert schnell und gut auf die Therapie. Rachenkatarrh und Husten bessern sich deutlich. Später wird auch die Nasenatmung freier. Am Ende der Therapie bestehen kaum noch Beschwerden.

Beurteilung: Gute therapeutische Wirksamkeit.

Fall 51: *B. V., männlich, 39 Jahre*

Krankheitsbild: Der Patient leidet seit Monaten unter chronischer Heiserkeit. Bisher half keine Behandlung.

Diagnose: Chronische Laryngitis.

Therapie: 2 mal täglich Gurgeln mit 1 Eßlöffel Siliciumgel mit 3 Teilen Wasser. Innerlich 1 Eßlöffel Siliciumgel 2 mal täglich, insgesamt 4 Wochen lang.

Verlauf: Bereits in der ersten Woche tritt eine leichte Besserung ein, die rasch fortschreitet. Nach dem Ende der Therapie kommt es bei einer Anstrengung der Stimme manchmal noch zu Heiserkeit, ansonsten bestehen keine Beschwerden mehr.

Beurteilung: Gute therapeutische Wirksamkeit.

Stomatitis – Zahnfleischerkrankungen und Zahnverfall

Bei Erkrankungen der Mundschleimhaut und des Zahnfleischs wirkt Silicium entzündungshemmend und abwehrsteigernd. Außerdem wird die Funktionsfähigkeit der Gewebe verbessert, so daß auch ein akuter Zahnfleischschwund auf die Therapie anspricht. Bei Zahnfleischbluten kommt die blutstillende, hämostatische Wirkung von Silicium hinzu. Nicht zu vergessen ist die vorbeugende und verhütende Wirkung bei Karies und Zahnverfall. Silicium wirkt wahrscheinlich als „Schlepper" für Kalzium, d.h. es fördert den Kalziumeinbau in die Zähne, so daß sie der Karies besser widerstehen können. In solchen Fällen wird Siliciumsäure innerlich mit ein bis zwei Eßlöffeln täglich verabreicht. Bei Mund- und Zahnfleischerkrankungen genügt oft die lokale Behandlung durch Spülungen.

Im Folgenden wird über praktische Erfahrungen mit Siliciumgel berichtet. Diese Feldstudie untersuchte nicht Silicium-Zahnpasta oder Silicium-Mundwasser, die zu dieser Therapie je nach Umstand zusätzlich zu empfehlen sind. Die Zahnpasta enthält Siliciumsäure und Meersalz, aber keine schaumbildenden Stoffe, das Mundwasser besteht aus Siliciumsäure, Blutwurzelextrakt, Pfefferminzöl und dem Bienenkittharz Propolis.

Fall 52: *A. K., weiblich, 55 Jahre*

Krankheitsbild: Die Patientin leidet unter Stomatitis (Mundschleimhautentzündung), mit einer Schwellung der Halslymphknoten, Mundgeruch und beginnender Zahnfleischentzündung.

Diagnose: Mund- und Zahnfleischentzündung (Stomatitis und Gingivitis).

Therapie: 4 mal täglich Mundspülung mit 1 Eßlöffel Siliciumgel in der dreifachen Menge Wasser verdünnt über 23 Tage.

Verlauf: Die Schmerzen lassen innerhalb von 3 Tagen deutlich nach. Nach dem Abschluß der Therapie tritt nur noch gelegentlich Mundgeruch auf. Ansonsten sind alle Beschwerden beseitigt.

Beurteilung: Gute therapeutische Wirksamkeit.

Fall 53: *K. M., männlich, 43 Jahre*

Krankheitsbild: Der Patient leidet infolge Nikotinmißbrauchs dauernd unter Mundschleimhaut- und Zahnfleischentzündung.

Diagnose: Chronische Mund-Zahnfleisch-Entzündung (Stomatitis und Gingivitis).

Therapie: 4 mal täglich Mundspülung mit 1 Eßlöffel Siliciumgel in der dreifachen Menge Wasser verdünnt über 1 Monat.

Verlauf: Obwohl der Patient das Rauchen nicht einstellt, kommt es bald zur deutlichen Besserung. Eine völlige Heilung ist wegen des fortgesetzten Nikotinmißbrauchs nicht zu erzielen.

Beurteilung: Zufriedenstellende therapeutische Wirksamkeit.

Fall 54: *D. X., weiblich, 54 Jahre*

Krankheitsbild: Infolge ungenügender Mundhygiene treten bei der Patientin häufig schmerzhafte Entzündungen und Geschwüre der Mundschleimhaut auf.

Diagnose: Chronische wiederkehrende Mundschleimhautentzündung (rezidivierende Stomatitis).

Therapie: 4 mal täglich Mundspülung mit 1 Eßlöffel Siliciumgel das mit 3 Teilen Wasser verdünnt wird über 1.3 Monate.

Verlauf: Schon am zweiten Tag lassen die Schmerzen nach. Im weiteren Verlauf setzt sich die Heilung zögernd fort. Nach Abschluß der Therapie bestehen noch leichte Restbeschwerden.

Beurteilung: Zufriedenstellende therapeutische Wirksamkeit.

Fall 55: *T. E., weiblich, 58 Jahre*

Krankheitsbild: Die Patientin leidet unter weißlichgelb belegten Geschwüren an Mundschleimhaut und Zahnfleisch.

Diagnose: Akute Stomatitis aphthosa (Herpes Viren).

Therapie: 4 mal täglich Mundspülung mit 1 Eßlöffel Siliciumgel in der dreifachen Menge Wasser verdünnt über 1 Monat.

Verlauf: Die Schmerzen klingen schnell ab. Der Mund wird trocken. Nach dem Abschluß der Therapie sind die Geschwüre und Entzündungen vollständig geheilt.

Beurteilung: Sehr gute therapeutische Wirksamkeit.

Fall 56: *O. V., männlich, 64 Jahre*

Krankheitsbild: Der Patient, aus anderen Gründen in Behandlung, klagt über Druckschmerzen seiner Zahnprothese, die bisher vom Zahnarzt nicht beseitigt wurden.

Diagnose: Chronische Schleimhautreizung.

Therapie: 3 mal täglich Mundspülung mit 1 Eßlöffel Siliciumgel in der dreifachen Menge Wasser verdünnt über 3 Wochen.

Verlauf: Die Druckerscheinungen bessern sich rasch. Nach Abschluß der Therapie bestehen nur noch leichte Beschwerden. Der Patient will die Siliciumbehandlung weiterhin fortsetzen, bis sein Zahnarzt die Prothese korrekt anpassen kann.

Beurteilung: Zufriedenstellende therapeutische Wirksamkeit.

Fall 57: *B. H., männlich, 48 Jahre*

Krankheitsbild: Der Patient leidet unter chronischer Rückbildung des Zahnfleisches und häufigem Zahnfleischbluten.

Diagnose: Schleichende Parodontose (Zahnfleischrückbilding).

Therapie: 2 mal täglich Mundspülung mit 1 Eßlöffel Siliciumgel in dreifacher Wassermenge verdünnt. Morgens und abends Zahnfleischmassage mit je 1 Eßlöffel Siliciumgel pur und unverdünnt mit einer Behandlungsdauer von insgesamt 9 Wochen.

Verlauf: Das Zahnfleischbluten hört nach wenigen Tagen auf. Das Zahnfleisch strafft sich und festigt sich wieder.

Beurteilung: Gute therapeutische Wirksamkeit.

Fall 58: *M. Th., weiblich, 56 Jahre*

Krankheitsbild: Die Patientin leidet unter einer chronischen Rückbildung und Entzündung des Zahnfleisches mit Blutungen.

Diagnose: Chronische Parodontose und Gingivitis.

Therapie: 3 mal täglich Mundspülung mit 1 Eßlöffel Siliciumgel das mit 3 Teilen Wasser verdünnt wird. Morgens und abends das Zahnfleisch massieren mit 1 Eßlöffel Siliciumgel pur und unverdünnt. Innerliche Einnahme von 2 mal 1 Eßlöffel täglich über insgesamt 2 Monate.

Verlauf: Nach 2 Wochen treten keine Blutungen mehr auf. Die Entzündung hat sich gebessert. Nach Abschluß der Therapie bestehen keine Entzündungen oder Blutungen mehr. Das Zahnfleisch ist gestrafft.

Beurteilung: Sehr gute therapeutische Wirksamkeit.

Fall 59: *F.-D., weiblich, 48 Jahre*

Krankheitsbild: Das sehr empfindliche Zahnfleisch der Patientin neigt zu häufigen Entzündungen und Blutungen.

Diagnose: Anlagebedingte Neigung zu Zahnfleischbluten und -entzündungen.

Therapie: 2 mal täglich Gurgeln mit 1 Eßlöffel Siliciumgel in 3 Teilen Wasser. Morgens und abends Zahnfleischmassage mit je 1 Eßlöffel unverdünntem Siliciumgel. Innerliche Einnahme von 1 Eßlöffel Siliciumgel täglich. Die Gesamtbehandlung erstreckt sich über 8 Wochen.

Verlauf: Nach 2 Wochen läßt das Zahnfleischbluten nach. Im weiteren Verlauf verschwinden alle Beschwerden weitgehend.

Beurteilung: Gute therapeutische Wirksamkeit.

Fall 60: *G. A., männlich, 60 Jahre*

Krankheitsbild: Der Patient neigt zu Zahnfleischbluten. Außerdem besteht ein chronischer Zahnfleischschwund.

Diagnose: Chronische Parodontose mit Zahnfleischbluten.

Therapie: 4 mal täglich Gurgeln mit 1 Eßlöffel Siliciumgel, verdünnt mit 3 Teilen Wasser. Morgens und abends Zahnfleischmassage mit je 1 Eßlöffel unverdünntem Siliciumgel über insgesamt 2.5 Monate.

Verlauf: Nach 3 Wochen tritt kein Zahnfleischbluten mehr auf. Allmählich bessert sich dann auch der Zahnfleischschwund. Das Zahnfleisch wird wieder straffer und besser durchblutet.

Beurteilung: Gute therapeutische Wirksamkeit.

Auf Grund dieser praktischen Erfahrungen kann Silicium bei allen Mundschleimhaut- und Zahnfleischerkrankungen örtlich, bei Bedarf ergänzend innerlich (vor allem bei Parodontose), empfohlen werden.

Hautkrankheiten und Verletzungen

Siliciummangel wirkt sich vor allem durch brüchige Nägel, vorzeitig alternde, welke Haut und Haarausfall aus. Vor allem Frauen leiden darunter häufiger. Haarausfall bei Männern, besonders Haarausfall bei jüngeren Männern, ist oft von den Erbanlagen oder Sexualhormonfaktoren abhängig, die nur schwer zu beeinflussen sind. Silicium gehört also zur täglichen Haut-, Haar- und Nagelpflege von innen.

Darüber hinaus empfiehlt es sich auch von außen aufgetragen, bei Hautreizungen, -entzündungen, -rötungen, -eiterungen und -allergien, Juckreiz und Insektenstichen, Sonnenbrand, kleinen Hautverletzungen, übermäßigem Fußschweiß und Nässen zwischen den Zehen, mit der Gefahr der Pilzinfektion. In solchen Fällen wirkt Siliciumgel reizlindernd, entzündungshemmend, aufsaugend, kühlend, schmerz- und juckreizstillend, heilungsfördernd und abwehrsteigernd. Eine innerliche Einnahme unterstützt die lokale Anwendung in fast allen Fällen.

Die folgenden dreizehn Fälle beschreiben Erkrankungen und Verletzungen von Haut, Haaren und Nägel in aller Ausführlichkeit.

Testpatienten 61 bis 73

Fall 61: *E. N., weiblich, 49 Jahre*

Krankheitsbild: Die Patientin neigt zu stark juckenden Hautallergien mit Rötung und Blasenbildung.

Diagnose: Allergischer Ausschlag.

Therapie: 3 mal täglich Siliciumgel pur, unverdünnt auf die betroffene Hautzone aufgetupft, insgesamt 18 Tage lang.

Verlauf: Der Juckreiz läßt schlagartig nach. Im weiteren Verlauf bilden sich Rötungen und Bläschen zurück.

Beurteilung: Sehr gute therapeutische Wirksamkeit.

Fall 62: *L. B., weiblich, 55 Jahre*

Krankheitsbild: Die Patientin leidet unter welker, früh gealterter Haut und kosmetisch unansehnlichen brüchigen Nägeln.

Diagnose: Vorzeitige Hautalterung infolge Bindegewebsschwäche und Siliciummangel.

Therapie: 2 mal täglich 1 Eßlöffel Siliciumgel innerlich. Dazu 3 mal pur, unverdünnt als Gesichtsmaske 10 Minuten lang aufgetragen, danach abgewaschen, insgesamt $2^1/_2$ Monate lang.

Verlauf: Die Nägel werden bald härter, die Haut straffer und frischer. Diese Wirkung wird immer deutlicher sichtbar.

Beurteilung: Gute therapeutische Wirksamkeit.

Fall 63: _H. R., männlich, 44 Jahre_

Krankheitsbild: Der Patient zog sich einen Sonnenbrand hauptsächlich auf Schultern, Brust und Rücken zu.

Diagnose: Sonnenbrand.

Therapie: 2 mal täglich 2 Eßlöffel Siliciumgel mit 3 Teilen Wasser verdünnt, örtlich auf die betroffenen Hautgebiete aufgetragen, insgesamt 14 Tage lang.

Verlauf: Die Schmerzen lassen rasch nach. Innerhalb weniger Tage heilt die Verbrennung völlig.

Beurteilung: Sehr gute therapeutische Wirksamkeit.

Fall 64: _J. T., weiblich, 62 Jahre_

Krankheitsbild: Die Patientin leidet unter Juckreiz an den Unterschenkeln, venösen Blutstauungen und Nässe zwischen den Zehen.

Diagnose: Stauungsekzem mit Hautschwund.

Therapie: 2 mal täglich Wadenwickel mit 2 Eßlöffeln Siliciumgel in der dreifachen Menge an Wasser vermischt. 2 mal je 1 Teelöffel pur, unverdünnt zwischen den Zehen aufgetragen. Ergänzende Beingymnastik. Die Gesamtbehandlung dauert 5 Wochen.

Verlauf: Schon nach der zweiten Anwendung läßt der Juckreiz nach. Im weiteren Verlauf verschwindet er völlig und das Nässen verschwindet. Lediglich die Blutstauungen werden nicht befriedigend gebessert.

Beurteilung: Zufriedenstellende therapeutische Wirksamkeit.

Fall 65: *K. G., männlich, 46 Jahre*

Krankheitsbild: Im Verlauf einer Therapie wegen anderer Ursachen tritt eine Schürfwunde mit Bluterguß (Hämatom) auf.

Diagnose: Hautabschürfung mit Hämatom.

Therapie: 4 mal täglich je 1 Eßlöffel Siliciumgel unverdünnt örtlich auf die betroffenen Hautgebiete aufgetragen über insgesamt 17 Tage.

Verlauf: Die Schmerzen lassen rasch nach. Der Bluterguß heilt langsamer ab. Nach Abschluß der Therapie ist die Wunde weitgehend geheilt.

Beurteilung: Gute therapeutische Wirksamkeit.

Fall 66: *A. P., weiblich, 52 Jahre*

Krankheitsbild: Die Patientin leidet unter vorzeitig gealterter, schlaffer, schlecht durchbluteter Haut, die auf Reize sehr empfindlich mit Rötung reagiert.

Diagnose: Vorzeitig gealterte, trockene Haut.

Therapie: 2 mal täglich 1 Eßlöffel Siliciumgel innerlich. Abends eine Gesichtsmaske mit 1 Eßlöffel Siliciumgel verdünnt mit 3 Teilen Wasser. Diese wird nach 20 Minuten abgewaschen. Die Gesamtbehandlung erstreckt sich über 3 Wochen.

Verlauf: Da sich die Hautdurchblutung nur geringfügig bessert, wird die Therapie vorzeitig abgebrochen.

Beurteilung: Mäßige therapeutische Wirksamkeit.

Fall 67: _R. Z., weiblich, 55 Jahre_

Krankheitsbild: Die Patientin leidet unter juckenden, spannenden, oft wiederkehrenden Lippenbläschen.

Diagnose: Rezidivierender Herpes simplex labialis.

Therapie: 4 mal täglich Siliciumgel unverdünnt pur auf die Bläschen getupft, insgesamt 2 Monate lang.

Verlauf: Die Bläschen heilen in 5 Tagen. Da die Patientin danach die Therapie abbricht, kommt es zum nicht mehr ganz auszuheilenden Rückfall.

Beurteilung: Zufriedenstellende therapeutische Wirksamkeit.

Fall 68: _B. Sch., weiblich, 67 Jahre_

Krankheitsbild: Die Patientin leidet unter chronischer Hautentzündung mit Rötungen vor allem im Gesicht.

Diagnose: Chronische Hautentzündung (Dermatitis)

Therapie: 4 mal täglich 1 Teelöffel Siliciumgel mit 3 Teilen (3 Teelöffeln) Wasser verdünnt aufs Gesicht aufgetragen über insgesamt $1^1/_2$ Monate.

Verlauf: Die Schmerzen und das Jucken lassen nach 10 Tagen deutlich nach. Eine weitere leichte Besserung ist noch zu erzielen, obwohl eine völlige Heilung nicht erreicht werden kann.

Beurteilung: Mäßige therapeutische Wirksamkeit.

Fall 69: _W. F., männlich, 48 Jahre_

Krankheitsbild: Der Patient leidet unter Hautunreinheiten. Früher bestand eine starke Akne vulgaris.

Diagnose: Unreine Fetthaut.

Therapie: 2 mal täglich 1 Eßlöffel Siliciumgel innerlich. Abends eine Gesichtsmaske mit 1 Eßlöffel unverdünntem Siliciumgel für eine halbe Stunde. Die Gesamtbehandlung dauert 1.85 Monate.

Verlauf: Die Hautunreinheiten verschwinden langsam. Die Hauttalg (Sebum)-Sekretion normalisiert sich. Nach Abschluß der Therapie treten weniger Unreinheiten auf. Die Haut hat ihren übermäßigen Fettglanz weitgehend verloren.

Beurteilung: Zufriedenstellende therapeutische Wirksamkeit.

Fall 70: *P. M., weiblich, 53 Jahre*

Krankheitsbild: Die Patientin leidet unter schlaffer, welker, schlecht durchbluteter Haut mit hervortretenden Venen.

Diagnose: Bindegewebsschwäche, vorzeitige Hautalterung.

Therapie: 1 Eßlöffel Siliciumgel täglich innerlich. Gesichtsmaske mit 1 Eßlöffel verdünnt mit 3 Teilen Wasser für 15 Minuten über insgesamt 10 Wochen.

Verlauf: Schon nach 2 Wochen wirkt die Haut frischer und besser durchblutet. Das setzt sich fort, so daß nach der Behandlungsperiode die Haut sichtbar verjüngt ist.

Beurteilung: Gute therapeutische Wirksamkeit.

Fall 71: *N. D., männlich, 50 Jahre*

Krankheitsbild: Der Patient leidet unter starkem Schwitzen der Hände, Füße und Achselhöhlen, mit chronischer Reizung und Rötung.

Diagnose: Hyperhidrose (übermäßige Schweißabsonderung) mit lokalen Hautschäden.

Therapie: 2 bis 3 mal täglich 1 Eßlöffel Siliciumgel mit 3 Teilen Wasser verdünnt örtlich aufgetragen über eine Behandlungsperiode von insgesamt 6 Wochen.

Verlauf: Innerhalb kurzer Zeit lassen die Schweißbildung und Rötungen deutlich nach. Am Ende der Therapie besteht noch ein leicht verstärktes Schwitzen ohne nennenswerte Hautrötungen.

Beurteilung: Zufriedenstellende therapeutische Wirksamkeit.

Fall 72: *T. L., weiblich, 54 Jahre*

Krankheitsbild: Im Verlauf einer anderen Therapie erlitt die Patientin eine leichte Handverbrennung.

Diagnose: Verbrennung 1. Grades.

Therapie: 3 mal täglich eine kleine Menge Siliciumgel in der dreifachen Menge an Wasser örtlich aufgetragen über insgesamt 15 Tage.

Verlauf: Wenige Stunden nach der ersten Anwendung tritt eine deutliche Schmerzlinderung ein. Im weiteren Verlauf heilt die Verbrennung ohne irgendwelche Komplikationen.

Beurteilung: Gute therapeutische Wirksamkeit.

Fall 73: *F. I., männlich, 59 Jahre*

Krankheitsbild: Der Patient klagt über chronisch wiederkehrende ausgedehnte allergische Hauterscheinungen an Rücken und Brust mit starkem Juckreiz.

Diagnose: Chronisch rezidivierende Hautallergie.

Therapie: 4 mal täglich Siliciumgel mit 3 Teilen Wasser verdünnt auf die betroffenen Hautgebiete großflächig aufgetragen über eine gesamte Behandlungsperiode von 4 Wochen.

Verlauf: Schon am zweiten Tag wird das Jucken gelindert. Im weiteren Verlauf der Behandlung verschwinden die Rötungen. Einmal flammt die Allergie nochmals auf. Danach kommt es gelegentlich zu rasch vorübergehendem Juckreiz.

Beurteilung: Gute therapeutische Wirksamkeit.

Die praktische Erfahrung mit Siliciumgel bei den verschiedenen Haut-, Haar- und Nagelkrankheiten zeigt an, daß Siliciumgel sich empfiehlt zur äußerlichen Anwendung und bei Bedarf zur innerlichen Ergänzung solch krankhafter Anomalien, die oft mit einer Bindegewebsschwäche in Zusammenhang stehen.

Knochen und Gelenkerkrankungen

Als „Schlepper" für Kalzium fördert Silicium den Einbau von Kalziummineral in die Knochen. So wird es bei Knochenbrüchen empfohlen zur Vernarbung der Bruchstellen, während der Wachstumsphase von Kindern und Jugendlichen und zur Vorbeugung der Knochenentkalkung (Osteoporose), speziell für Frauen jenseits des 35. Lebensjahrs.

Silicium wird auch empfohlen bei Bandscheibenschäden und Rheuma in der Gelenkumgebung. Es fördert die Elastizität der Bandscheiben und der Gewebe in der Gelenkumgebung (Periartikuläre Elastoklasis). Vor allem das Wasserbindungsvermögen der Zellen wird verbessert und dadurch die Funktion der Gewebe normalisiert. Das trifft sogar in noch größerem Maße auf die Dehnbarkeit der Blutgefäßwände zu. Silicium hilft als Nahrungszusatz den Elastizitätshochdruck zu verhindern. Bluthochdruck infolge einer Verminderung der Elastizität der Gefäßwände ist unmittelbar mit einem späterem Kreislaufzusammenbruch und Herzschaden verbunden.

Wirkungen, die im Rahmen der obigen Feldstudie nicht getestet wurden und für die eine besondere Studie geplant ist, beweisen sich aus empirischer und praktischer medizinischer Erfahrung, so z.B. die Wirkung von Silicium auf Krebs. Eine kurmäßige Einnahme von täglich 1 bis 2 Eßlöffeln Siliciumgel, über eine Periode von 3 bis 4 Monaten (oder länger), ist erforderlich, um die oben beschriebenen Ergebnisse sicherzustellen und um Erkrankungen wie Krebs vorzubeugen. Prinzipiell sollte die vorbeugende Behandlung mit Siliciumgel von Zeit zu Zeit wiederholt werden.

„O segnende Gesundheit!
Deine Kunst liegt hoch über
Allem Gold und allen Schätzen;
Des armen Mannes Reichtümer,
Des reichen Mannes Seligkeit.

Robert Burton,
Die Anatomie von Melancholie, 1621

KAPITEL ACHT

Durchdringendes Silicium

Baden in Siliciumbalsam

Wenn das Organ, das wir außen tragen und der Welt vorzeigen, unsere Haut, unter Verletzungen, offenen Wundstellen, Ekzemen, Sonnenbrand oder anderen Hautproblemen leidet, braucht sie Silicium. Ein mit Siliciumgel angereichertes warmes Bad ist eine herrliche Gesundheitsreise und dazu eine Schönheitskur für die Haut. Man kann da wirklich nur sagen: „Hineinschlüpfen und sich wohl fühlen!“ Viele teure „Siliciumbäder,“ werden an vornehmen Kurorten genommen. Jetzt endlich kann man ein Siliciumbad nicht nur preiswert, sondern sehr viel bequemer zu Hause haben und das mit Musik.

1938 berichtete der Forscher Lambert, daß Mineralien, einschließlich Silicium, eine gesundheitsanreichernde Verdrängung von Elektrolyten in der Haut beim Baden erzeugen. In den Fünfziger Jahren lachte die Schulmedizin noch über das Baden in Mineralwassern und in den USA wurden solche Behandlungen von der FDA[i] sogar strengstens verboten!

[i] Food and Drug Administration = Amt für Nahrungsmittel und Drogen

Dr. Paavo Airola, Amerika's führender Ernährungswissenschaftler in den achtziger Jahren, gab uns die besten Beweise, daß die Haut Resorptionsfähigkeiten besitzt. Seine Experimente machten die allgemeine wissenschaftliche Ansicht zweifelhaft, daß Substanzen, einschließlich Silicium, gesunde Haut nicht durchdringen können. Durch überraschende Experimente zeigte er, daß die Reibung von Knoblauch auf die Fußsohlen, Knoblauch in die Blutbahn einbringt. Das wurde bewiesen. Bald nachdem sie dieses Verfahren angewandt hatten, konnten Menschen, die sonst nie Knoblauch aßen, den Knoblauch auf ihren Zungen schmecken! Dieses Experiment kann jederzeit und von jedermann zu Hause wiederholt werden.

Somit kann Silicium in entsprechender Gelform, äußerlich pur oder verdünnt angewandt, eine bessere Gesundheit und einen Stärkungseffekt nicht nur für beschädigte Haut, sondern sogar für den Gesamtorganismus erzielen. Mit den krebsbekämpfenden Eigenschaften von Silicium ist es vielleicht möglich die Anfänge von sarkoiden Hautgebilden im Keim zu ersticken und Hautkrebs zu vermeiden.

Das ist von wachsender Bedeutung in einer Welt, in der ultraviolette, krebserzeugende Strahlungen der Sonne, infolge der Zerstörung der Ozonschicht stark vermehrt sind. Ich bin davon überzeugt, daß eine äußerliche Anwendung von Silicium einen positiven Effekt auf die unteren Schichten der Epidermis haben kann. Das würde mit Sicherheit helfen die Melanozyten, das sind die Zellen, die die Hautbräunung hervorrufen, davon abzuhalten durch Mutieren in die gefährlichste Form von Hautkrebs überzugehen; das Melanom. Leider kann ich dazu noch keine wissenschaftlichen Beweise präsentieren.

Es ist jedoch bewiesen, daß Silicium einen positiven Stärkungseffekt auf die Blutgefäße hat. Zerborstene Kapillargefäße, das sogenannte Spider-nevus (Lat.: Naevus araneus), formen ein Muttermal von spinngewebsförmiger Struktur mit strahlenförmig von einem Zentralpunkt ausgehenden feinsten Hautgefäßerweiterungen. Die Strukturen können sich leicht auf der Haut anfälliger Menschen bilden. Ein regelmäßiges Waschen oder Baden in Silicium kann ihren Aufbau rechtzeitig verhindern oder bereits gebildete Spider-nevus vermindern. Das gilt auch für sog. Leberflecken oder Altersflecken, die auch von übermäßiger ultravioletter Strahlung verursacht werden.

Wenn in der Haut eine Art von Osmose vor sich geht, d.h., das aufgelöste Silicium durch die Haut dringt, dann würde das Baden in Silicium die tieferen Bindegewebe, die Lederhaut (das Corium) und subkutanen Gewebe auch positiv beeinflussen. Das wären wunderbare Gesundheitsnachrichten, weil die tieferen vaskulären Schichten des Coriums hauptsächlich aus Collagen bestehen, das mit Silicium eng verbunden wird.

Das Corium ist reich an Blutgefäßen und Sinnesnerven. Die Collagenschichten unterstützen und stärken auch die gesamte Epidermis – die Hautoberschichten. Damit könnte ein besserer Haarwuchs durch ein direktes Stimulieren der Haarwurzeln beeinflußt werden. Jetzt habe ich mich selbst so überzeugt, daß ich erst einmal ein Siliciumbad nehmen werde. Tatsächlich hoffe ich, in den nächsten paar Jahren wissenschaftliche Beweise für die Siliciumosmose erbringen zu können. Aber man muß ja nicht unbedingt darauf warten, oder?

Ich muß nämlich zugeben, daß die Wissenschaftler im Labor eines Siliciumherstellers aussagen, daß sogar ihr feinstverteiltes kolloidales Silicium heile, also unbeschädigte Haut nicht durchdringen kann. Da höre ich schon lieber auf den Rat von Dr. Rudolf Fritz Weiss, MD. In seinem hochgeachteten Buch **Lehrbuch der Phytotherapie**[28], befürwortet Weiss den therapeutischen Gebrauch von Siliciumbädern für Hand, Fuß und Körper. Weiss schreibt dem Silicium eine spezielle Fähigkeit zu, den Stoffwechsel der Haut, das subkutane Zellgewebe und auch Bänder und Sehnen von außen günstig zu beeinflussen. Das zeigt an, daß ein Siliciumbad auch hilfreich ist im Fall von Knöchelbrüchen oder Verstauchungen, wie auch bei allen Symptomen infolge von Gewebeschwäche, wie z.B. einem Senkfuß. Weiss „verordnete" Siliciumbäder, indem er die wertvolle Wirkung pries, bei Rheuma und Neuralgiezuständen, chronischen Ekzemen. Neurodermatosen und Neurodermitis (Juckflechte). Siliciumbäder sind auch für örtliche periphere vaskuläre Erkrankungen, Frostbeulen und thrombotische Schwellungen angezeigt.

Falls das immer noch nicht überzeugt, wenden wir uns doch an Maria Treben, die weltberühmte Kräuterexpertin aus Österreich. Sie empfiehlt das Baden in Schachtelhalmauszügen, eben wegen des hohen Gehalts an Silicium. Kolloidales Silicium eignet sich wegen seiner sofortigen Verteilung im Wasser und dadurch erleichterten Aufnahme noch besser fürs Siliciumbad als ein Auszug vom Schachtelhalm. Alles oben genannte gilt natürlich auch für verletzte Haut, vielleicht sogar für noch mehr. Auf jeden Fall sollte man das Silicium in der eigenen Badewanne ausprobieren. Nichts ist einfacher, als ein Siliciumbad vorzubereiten. Ein angemessene Menge von Siliciumgel, ich schlage 5 Eßlöffel vor, unter das laufende Badewasser geben und... hineinschlüpfen!

Man bedenke: Alle äußerlichen Heilerfolge können durch die innerliche Ergänzung verstärkt werden. Die beste Nachricht ist also, daß man kolloidales Silicium nie zu oft benutzen kann. Siliciumgel ist völlig ungiftig. Gemäß einer Aussage der Siliciumforscherin Carlisle besteht keinerlei Gefahr, das Silicium etwa zu hoch zu dosieren.

Desiccant Silica Gel – eine ganz andere Bedeutung

Das Siliciumgel muß von jedem der trockenen industriellen Siliconprodukte eindeutig unterschieden werden. Solche Gels sind Mittel für Filter, Feuchtigkeitsentziehung und Dehydrierung (Austrocknen) und werden industriell speziell dafür hergestellt. Man darf also kolloidales Siliciumgel nicht mit anderem Silicium oder Siliciumprodukten und insbesondere nicht mit industriellen Siliciumprodukten vergleichen. Das wurde mir sonnenklar als unserem Nachbar ein neuer Flügel angeliefert wurde!

Ich war eingeladen zur feierlichen Einweihung und um dann der ersten kostbaren Melodie zu lauschen. Aber meine Aufmerksamkeit wurde schnell von des Spielers Fingern, die auf der glänzenden neuen Tastatur tanzten, zur Erde gelenkt. Dort sah ich etwas, das auf den Teppich gefallen war. Ich bückte mich und hob es auf. Ich erwachte aus meinen musikalischen Träumereien, als ich diese Mitteilung las: „Wegwerfen! – Trockensilicon! – Nicht Eßbar! – Wegwerfen!" Allerdings beruhigte ich mich wieder ganz schnell als ich mir vor Augen hielt, daß solches Trockensilicon (wohlgemerkt nicht Silicium!) speziell hergestellt ist um Wasser *aufzusaugen*. Speziell zum Essen hergestelltes Siliciumgel ist dagegen in Wasser *gelöst*. Also konnte ich mich wieder beruhigt der Musik widmen: Mozarts Klaviervariationen, KV 613, *Ein Weib ist das herrlichste Ding*, gespielt von, ja bitte, Klaus Kaufmann.[29].

Siliciumvorhersage

Die Siliciumforschung ist lebendig! Sie ist fortlaufend und andauernd, einschließlich meiner eigenen Ermittlungen und Erforschungen. Gegenwärtig wird in Kalifornien die Rolle untersucht, die Silicium im Zusammenspiel mit anderen Elementen wie Aluminium und Molybdän hat. Wie anfangs aufgezeigt, sind momentan Ermittlungen im Gang über die möglichen Grenzen der Resorptionsfähigkeit von Silicium im menschlichen Körper. Es gibt schon jetzt gute Anzeichen, daß die Zukunft für die Therapie mit Silicium sehr vielversprechend aussieht, insbesondere auch für altersbedingte Krankheiten wie z.B. die Alzheimer Krankheit, an der selbst Ex-President Ronald Reagan leidet.

Den Bedarf an Silicium für den menschlichen Körper vorherzusagen ist Aufgabe der zukünftigen Wissenschaft. Der Siliciumgehalt im Körper ist auf ganz einfache Weise nachweisbar. Eine sorgfältige Haaranalyse ähnelt einem fotografischen Zeitraffer. Über eine Periode von mehreren Wochen, Monaten oder sogar Jahren, je nach der Länge des Haares, werden die im Körper vorhandenen Spurenelemente in den Haarschäften im gleichen Verhältnis wie im Körper abgelagert.

Wie ich zu Anfang erwähnte, sogenannte „Normalwerte" für Silicium im Haar liegen bei etwas über 20 ppm. Wertergebnisse, die niedriger liegen, könnten also einen Siliciummangel im Körper anzeigen. Auf alle Fälle sollten zu niedrige Werte einer Haaranalyse dann durch eine Analyse vom eigentlichen Bindegewebe oder durch eine Blutanalyse weiter verfolgt werden, die dann vom Arzt vorgenommen werden muß.

Da ich in der Nähe von Vancouver wohne, ist das einzige gute, mir bekannte Labor für Haaranalysen von Spurenelementen, die Werte für Silicium einschließt (das muß man extra verlangen!) die Alive – Academy of Nutrition. Vielleicht etwas zu weit für Sie. Jedenfalls kann man die Akademie telephonisch erreichen (604) 435-1919 oder per

Fax (604) 435-4888, oder per Post: Box 80055, Burnaby, BC, V5H 3X1, Canada, um die Kosten einer Haaranalyse zu erfragen.

Die Ergebnisse einer Haaranalyse geben lebensverlängernde Anhaltspunkte für die Siliciumergänzung. Eine Reihe von Labors sind nicht dafür ausgestattet den Gehalt an Silicium richtig zu ermitteln, weil sie Glasphiolen zur Analyse benutzen. Für was auch immer man sich entscheidet, man muß jedenfalls sicherstellen, daß der Siliciumbefund aus den Haaren richtig erstellt und genau ist. Am besten fragt man das ausführende Labor nötigenfalls, wie das Silicium ermittelt wird.

Meine eigene Haaranalyse zeigt Normalwerte. Nehme ich Silicium? Natürlich! Ich ergänze meine Nahrung mit Siliciumgel, mit anderen Mineralien und mit Vitaminen und anderen Spurenelementen, wie z.B. Zink. Zusätzlich wende ich kolloidales Silicium äußerlich an: Im Bad, für die Haare, zur Wundheilung, usw.

Das Leben benötigte unzählige Schritte und Jahrmillionen, um uns alle auf die gegenwärtige Stufe höherer Entwicklung zu bringen. Die heutige Menschheit ist zur Rolle des Weltverwalters oder wenigstens des Erdverwalters herangereift. Wir sind nicht mehr bloße Gegenstände der Naturgewalten in der Entwicklung. Unsere neue Aufgabe ist es die Welt zu schützen! Ansonsten gehen wir tatsächlich das immer noch ansteigende Risiko ein, „hinausgeworfen" zu werden aus dem irdischen Garten Eden, durch das flammende Schwert der Umweltverschmutzung.

Der beste Platz um anzufangen umweltbewußt zu leben, ist immer das eigene Bewußtsein und der eigene Körper. Denn, wie Jesus uns allen kundtat: Wie von innen, so von außen! Und ich darf hinzufügen: Wie von außen, so von innen! Durch das Reinigen des eigenen Körpers nehmen wir aktiven Anteil an der Verminderung der Umweltverschmutzung. Da ja die gesamte Erdkruste – Hügel, Täler, Berge und Wüsten – aus Silicium besteht (mit Ausnahme von Karbonatfelsen und Phosphaterzen) wird Silicium, daß in solch enormem Überfluß existiert, eine zunehmend entscheidende Rolle in der zukünftigen Entwicklung der Erde und in der Entwicklung und Gesundheit der Menschheit spielen.

Ich bin nun schon so lange aus Deutschland weg, daß ich nicht einmal mehr weiß, wie man auf deutsch den Gruß ausspricht, mit dem Spock von der Startrek-Serie sich immer von Freunden verabschiedet. Es ist jedenfalls Dr. Zoltan Rona's subtile Mitteilung für alle Zukunftsträumer dieser Welt, die viel auf die Gesundheit halten und soll an dieser Stelle auch mein letzter Wink in diesem Werk sein. Dr. Rona ließ den Gruß in seinem Vorwort aus, weil er meinte, er könnte eventuell mißverstanden werden und auch nicht zu einem ***Vor***wort gehören. Ich aber muß ihn somit mindestens als Schlußnote und Nachwort anerkennen. Wie jemand aus dem 24sten Jahrhundert, gut mit Silicium genährt, einmal vor so langer Zeit sagte:

Live long and prosper!

BIBLIOGRAPHIE

Ahrens, L. H., et al., eds., *Physics and Chemistry of the Earth*, vol. 3, 1959

Anderson, Robert A., MD, *Wellness Medicine*. New Canaan, Conn.: Keats Publishing Inc., 1990

Antweiler, H. (1953): Journal for the Society of Experimental Medicine, 126, 353: 1955

Arch. Hyg. 138, 22 (1956): Arch. Tissue path. Tissue Hyg. 15, 158

Baumeister, MD, Herne i.W., Colloidal Silicon in the Hands of the General Practitioner (1950): Company Publication, No. 4 of OTTO & CO. : The General Practitioner's Treatment of Lung Tuberculosis and Tuberculotics, Pleurisy

Berthelot and André, cp. Monceaux 1959

Birkhofer, L. and Ritter, H. (1958) : Liebig's Annals of Chem. 612, 22

Bloss, F. Donald, *Crystal Chemistry*, 1971

Breitenstein, see Warning

Bürger, M. (1958) : Journal of Age Research. Volume 10, Page 20

Butenandt (1958), cp. Manegold, E., General and Applied Colloid Science, Heidelberg 1958, 2

Charnot, cp. Monceaux

Clarck, Dr. K. : Plant Juices (Dr. Schweizer, MD Editions, Reutlingen-Pfullingen)

Deer, W. A., et al., Rock-Forming Minerals, vol. 4 (1963) and vol. 2A, 2d ed. (1979)

Dohrowolsky: *The Role of Silica with Lung Tuberculosis*. Polish Gazette Lek 7, 29 and see Kober 1955

Deters, H., cp. Warning

Domagk: Nobel Prize Meeting, Lindau 1965

Dröre (1950): personal pub. to Otto & Co.

Eitel, Wilhelm, ed., *Silicate Science*, 4 vols., 1965, 1966

Engel, W. and Holzapfel, L. (1953) : Planta 41, 358

Fischer, M. H., The Formation of Living Substance, Steinkopff, Darmstadt, 1951

Flamm, Kroeber, Seel, Prescription Book for Medicinal Plants

Fuhrmann, E., The Chemistry of Food and Luxury, Berlin, 1927, Urban and Schwarzenberg

Garrett, Laurie, The Coming Plague, 1994, Penguin, NY, NY

Geiger, H. (1963) : Rehabilitation 165, 6

Giacovazzo, C., Fundamentals of Crystallography, 1992, Oxford Science Publications, NY, NY

Gohr, H. (1950) : Medical Practice 11/20

Group-Besanez, cp. H. Warning 1947

Graham, T., cp. Monceaux 1959

Hädeler, Hermann, Hildesheim, (Undated) Silica : Professional Further Education, 3/72, 1st year

Haurowitz, F. (1935) : Journal of Physiological Chemistry, 182, 82, 232, 153

Hauschka, R. (1950) : Substance Study, Frankfurt, Klostermann

Hauser, Ernst A. (1955) : *Silicic Science*, D. van Nostrand Co. Inc., Princeton, NJ

Heinen, W. (1965) : Silicon Metabolism in Microorganisms VII

Hendler, Sheldon Saul, MD, Ph.D., The Doctor's Vitamin and Mineral Encyclopedia. New York: Simon and Schuster, 1990.

Hesse (1937): Adv. Ther. 13
Hesse, Erich: Applied Pharmacology, page 101 ff.
Hiepe, F. (1970): Silica, Company Report of Anton Hübner Co., Kirchhofen, Germany
Holzapfel, L. (1949): Coll. Journal 115, 137
Hurlbut, Cornelius, and Klein, Cornelius, Manual of Mineralogy, After J. D. Dana, 19th ed. (1977);
Iler, Ralph K., The Chemistry of Silica (1979);
Jäger, R. (1953): Scientific Activity Report 63, Münster 1953, Germany
Joetten and Klosterkötter (1958): Medicine, p. 1075
Jung, Prof. Dr.,: „The Pharmacy" Issue 6, 3rd year, June 1948, p. 278. ff „On the History of Medicinal Soils."
Kervran, C. L.,: *Biological Transmutations*, 1980, Beekman Publishers, Inc., Woodstock, NY, 1980
Kober, B. (1955) : Munich Med. Weekly 23, 767
Kobert: On Silica Containing Remedies especially with Tuberculosis
Kochmann, L. and Maier, L. (1930) : Biochemical Journal, 223, 228
Kohler, K. (1956) : Munich Medical Weekly 23, 767
Kollath, W.: Ordering of Nutrition. Textbook of Hygiene, 2nd Edition 1947, Hirzl-Leipzig
Kosaki, T., Ikoda, T., Kotani, Y., Kakagawa, S. and Saka, T. (1958) : Science 127, 3307
Kranfelder: The Significance of Silica Content in Blood of Tuberculotics, see Kober 1955
Kühn (1901): Pflüger's Archives 67; (1917) : Journal of Physiol. Chem. 99, 296; (1921) German Medical Weekly 38, 673; Journal of clinical. Tub. 47. 296 (1923) : Ther. Weekly 4 (1949) : Dental World, p. 497 : : Silica, its peroral, parenteral, and prebronchial Application and Effect with Internal Diseases
Lampert : Physical Therapy
Leibold, Gerhard : Kieselsäure-Urquell des Lebens, V.G.L.-Verlage Karlsruhe, Ratgeber 1002, 1984
Lindemann, G., Silica from a Biochemical and Phytotherapeutic View
Loeper, see Monceaux 1959
Mahr, H. (1959) : Correspondence Report to Otto & Co.
Mezger, J. (1950) : Inspected Homeopathic Pharmacology, Ulm (1950), Company Publication
Moleschott (1852) : Circulation of Life, ibid Struve and Brock
Monceaux, A. H. (1959) : The Hospital No. 690, 19; Hospital Week of Paris, Feb. 1959, p. 148
Moninger, W. (1935) : Dissertation, Munich Technical College
Montpellier, cp. Monceaux
Mowrey, Daniel B., Ph.D., Vegetable Sources of Silicon. In Press, 1991.
Nauhof, K. H. (1949) : Report to Dr. Becker Laboratory
Pasteur, L., cp. Monceaux 1959
Patzelt, V. (1948) : Histology, 3rd Edition, Berlin 1948, Urban & Schwarzenberg
Pearce, C. A. (1972) : Silicon Chemistry and Applications, London, England, The Chemical Society
Plagniol, cp. Monceaux
Poras, cp. Kober 1955
Rabat, cp. Monceaux
Robin, cf. Reiff (1932) : Collected Proof of Accuracy of Mineral Salt Therapy, and cf. Monceaux

Rona, Zoltan P. (1991) : The Joy of Health, p. 68 : article/letter to the author re Silica vs. Calcium citrate (1991)

Rondoni, P. (1937) : Journal of Cancer Research 47, 59; (1948) : Swiss Med. Weekly 78/18, 419; (1949) : Cancer Physician 7/8, 251 Rößle and Kahle, cf. Reiff

Scholl, O. and Letter, K. (1959) : Munich Medical Weekly 101/50, 2321

Schomerus : Biodynamic Economic Methods in Fruit and Garden Construction

Schulz, H. (1903) : Inorganic Pharmaceuticals, 4th Edition; Addresses on the Effect and Application of Inorganic Pharmaceuticals, Leipzig 1920, Thieme

Schweigart, H. A. (1962) : Vital Material Table, Dachau 1962, Zauer Editions

Seeger, Paul Gerhard, MD, Dr. of Sc.Nat., Biologist, Physician, and Cancer Researcher, Berlin-Falkensee, Germany (1937) Arch. of Exper. Cell Research 20, 280; (1938) : ibid. 21, 306; 22, 332 (1939) : Journal of Micr. Anat. Research 48, 181; 631, 639, 53, 65; (1951) : Journal of Cancer Research 57, 387; Complete Bibliography of Ferenczi-Seeger-Trhb, Red Beet Book, 1970, Haug Editions, „The Vital Significance of Silica" „Natural Medicine Practice" 7,8/73 26th year, „Silicon – the Elixir of Life", „Folk Medical Science" Sept. 9, 72, 23rd year

Stiegele, cf. (1950) : Mezger, p. 554

Susman, R. B., The Phases of Silica, 1965

Unna, C. P., Dermatological Weekly 64, 1917

Villanova and Cabalis, Bulletin of the Academy of Medicine, Paris II, 1935

Waentz, C., cf. Lindemann

Wagner : The Importance of Silica in the Growth of some Cultivated Plants . . . in the Phytopathological Journal (XII, 5, 1940)

Warning, H. (1947) : The Treatment of Inflammations with Silica, Königstein/Technical College, Teacher's College Pleinböhl

Werner, D. (1968) : Botanical Society Report 81/9, 425

Willheim, R. and Stern, K. (1936) : The Paths and Results of Chemical Cancer Research, Vienna 1936, Aesculap Editions

Wiesinger (1935) : Tuberculosis 15

BÜCHER VON KLAUS KAUFMANN

Diese Titel von Klaus Kaufmann können direkt von Alive Books oder vom Autor bestellt werden (siehe *Nützliche Adressen*):

Silica – The Forgotten Nutrient – Healthy Skin – Shiny Hair – Strong Bones – Beautiful Nails von Klaus Kaufmann, Alive Books, Vancouver, British Columbia, Canada, 1990, 108 Seiten, Softcover $ 11.95, Gebunden $ 22.50.

The Joy of Juice Fasting for Health + Cleansing + Weight Loss, von Klaus Kaufmann, Alive Books, Vancouver, British Columbia, Canada, 1990, 114 Seiten, Softcover $ 12.95.

Eliminating Poison in Your Mouth – Overcoming Mercury Amalgam Toxicity, von Klaus Kaufmann, Alive Books, Vancouver, British Columbia, Canada, 1991, 44 Seiten, Softcover $ 8.00.

Kombucha Rediscovered!, A Guide to the Medicinal Benefits of an Ancient Healing Tea, Alive Books, Vancouver, British Columbia, Canada, 1995, 1996, 82 Seiten, Softcover $ 11.95.

Kefir Rediscovered! Alive Books, Vancouver, British Columbia, Canada, 1996, 90 Seiten, Softcover $ 11.95.

NÜTZLICHE ADRESSEN

Alive – *Academy of Nutrition*, 7436 Fraser Park Drive, Burnaby, Britisch Kolumbien, V5J 5B9, Canada Tel.: (604) 435-1919, FAX: (604) 435-4888

Klaus Kaufmann, Autor, 9566 Willowleaf Place, Burnaby, BC, Canada, Tel/ Fax: (604) 435-3610, Email: Guileless@msn.com

ÜBER DEN AUTOR

Klaus Kaufmann ist freischaffender Mitarbeiter, Forscher und Ökotrophologe an der ***Alive*** *– Academy of Nutrition* in Vancouver, Britisch Kolumbien, Canada. Klaus Kaufmann hat natürliche Heilmittel seit vielen Jahren studiert. Seine Suche nach einem natürlicheren Lebensstil trug ihn über den gesamten Erdball. Nach einer Photosafari entschied er sich einige Jahre in Südafrika und Namibia zu leben. Dort lernte Klaus eine ganz andere heilende Flora kennen, wie z.B. den Fieberbaum, dessen Rinde von den Eingeborenen gekaut wird, um Malaria zu verhindern, und die Teufelskralle von Namibia, die besonders schmerzstillend bei Arthritis wirkt. Dann nahm er seine junge Frau mit in die äquatorialen Gebiete nach Kuala Lumpur, Malaysia, und wurde dort mit tropischen Heilpflanzen vertraut. Im Jahre 1977 siedelten die Kaufmanns nach White Rock in Britisch Kolumbien, Canada, um und beteiligten sich aktiv an der Zucht von Minipferden. Klaus hatte diesen ersten Minipferdehof in Kanada einige Jahre früher mit Freunden gegründet.

Im Alter von 10 gewann Klaus einen Buchpreis für eine Kindergeschichte. Danach blühte sein Interesse an der Literatur neben einem wachsenden Interesse an allen Fragen der Gesundheit. Nach dem Studium der englischen Literatur und schöpferischen Schreibens an der Universität von York, ernannte sein Professor ihn zum Herausgeber von *CONTACT*, einer Veröffentlichung der kanadischen Schriftstellergilde. Unter seiner Schriftleitung erweiterte sich *CONTACT* von einem Rundschreiben zu einer Monatsschrift zeitgenössischer kanadischer Literatur. Als Klaus die Redaktion verließ, war das Magazin in Buchgeschäften und an Universitäten in Canada und England populär. Eine literarische Aufführung in der Stadt Toronto *Jazz and Poetry* wählte Klaus Kaufmanns Lyrik für eine öffentliche Vorlesung.

Die Verbindung zu gesunder Ernährung und natürlicher Lebensweise wurde in den frühen Sechziger Jahren geschaffen, als Klaus sich eines Tages entschied eine *fleischlose Fleischsoße* zu kreieren. Später arbeitete er erst als Vertriebsleiter für einen Vitamin- und Mineralhersteller und danach als Assistant Publisher von *Alive Books*. Über die Jahre schrieb er viele Artikel für **Alive,** eine bekannte kanadische Monatszeitschrift für Gesundheit und Ernährung. Auf seinen ersten, in Nordamerika enorm populären Bestseller, ***Silica – The Forgotten Nutrient*** folgte bald ***The Joy of Juice Fasting,*** das auch in die Bestsellerliste kam. Im Jahre 1991 schrieb Klaus ein Buch über Quecksilber in den Zähnen: ***Eliminating Poison in Your Mouth***. 1993 schrieb er dann den hier in deutsch vorliegenden Bestseller ***Silica – The Amazing Gel***. 1995 folgte ***Kombucha Rediscovered!*** und 1996 ***Kefir Rediscovered!*** Momentan arbeitet der Autor an einem neuen Buch über die Rolle von Magneten in der Heilkunde. Er studiert nebenbei für einen Doktor der Wissenschaften. Klaus Kaufmann und seine Frau Gabriele leben am Burnaby Mountain in Britisch Kolumbien, unmittelbar an einem Naturschutzgebiet unterhalb der Simon Fraser Universität.

ALPHABETISCHER INDEX

L

M

N

O

P

Q

R

S

T

U

V

W

Z

ENDNOTEN

1 Carlisle, Edith Muriel, 1986, *Silicon in Animal Tissues and Fluids*, Academic Press, Inc., USA sowie andere Carlisle-Schriften und persönliche Interviews mit dem Autor.
Im Dezember 1996 verstarb die in Victoria, British Kolumbien, gebürtige Kandierin Prof. Dr. Edith Muriel Carlisle im Alter von 78 Jahren an der Universität von Kalifornien. Professor Carlisle war bis an ihr Lebensende in die Siliciumforschung vertieft und befaßte sich noch in ihren letzten Tagen mit dem Einfluß von Silicium auf die Alzheimer Krankheit. Ihre Familie versprach mir, ihre dahingehende Forschung demnächst zur Verfügung zu stellen, so daß ich sie hoffentlich in einer künftigen Zweitausgabe auswerten kann.

2 Meistens Kieselsäure genannt.

3 Kaufmann, Klaus, 1990/1993, *Silica – The Forgotten Nutrient*, Alive Books, Burnaby, BC, Canada.

4 The Upanishads, 1965, Juan Mascaró, Penguin Books, Kena Upanishad: *Who first drives life to start on its journey?*, übersetzt von Klaus Kaufmann.

5 gemäß Hauschka (1950).

6 gemäß Fuhrmann (1972).

7 gemäß A. H. Schweigart (1962).

8 gemäß Flamm-Kroeber-Seel.

9 gemäß Robert und Gonnermann.

10 durch D. Werner in 1968.

11 gemäß Forscher B. Kober.

12 Sklerosol mit Dr. Kobbe.

13 nach Gohr und Scholl (Dr. Kobbe: Sklerosol).

14 gemäß Forschungen von M. H. Fischer.

15 wie von Saller bestätigt.

16 nach Robin und More (1909).

17 nach Robin.

18 von Saller bestätigt.

19 Diese Theorie ist bestätigt durch die erfolgreiche Anwendung in Karzinomen und Sarkomen, wie berichtet in der Arbeit von Villanova und Caballis, Hesse, Wiesinger, Poras, Kranfelder, Dahrowolsky (siehe B. Kober 1955). Stiegele (siehe Metzger, P. 654) berichtet einen Fall von Darmkrebs, der mit Silicium geheilt wurde.

20 wie eindeutig durch die Befunde von Prof. Dr. Carlisle et al. an der UCLA bewiesen.

21 wie von C. Waentz anhand von Experimenten mit Ratten und auch mit Menschen bewiesen.

22 Nancy Appleton, Ph.D., 1991, ***Healthy Bones**: What You Should Know About Osteoporosis*, Avery Publishing, Garden City Park, NY.

23 Anderson, Robert A., M.D., 1990, *Wellness Medicine*. Keats Publishing, New Canaan, Conn., USA.

24 Mowrey, Daniel B., Ph.D., *Vegetable Sources of Silicon*. 1991, Im Druck

25 ins Deutsche übersetzt von Klaus Kaufmann.

26 Gemäß der Gruppe Besanez.

27 Detaillierte Untersuchungsergebnisse sind für Akademiker und entsprechende interessierte Organisationen gegen Gebühr erhältlich. Übersetzungen, wenn erforderlich.

28 Ich beziehe mich allerdings auf die englische Version: Rudolf Fritz Weiss, ***Herbal Medicine*** (1988) Beaconsfield Publishers, England.

29 1992, Koch International GmbH, Bayerischer Rundfunk Co-Produktion auf Koch Schwann CD: W. A. Mozart, Klavier-Variationen, Klaus Kaufmann – und das bin ich nicht, sondern es ist nur mein Doppelgänger aus der Welt der Musik.